LES ÉGOUTS DE PARIS

ÉTUDE D'HYGIÈNE URBAINE

PAR

A. GASTINEL

DOCTEUR EN MÉDECINE DE LA FACULTÉ DE PARIS
PRÉPARATEUR A LA FACULTÉ DE MÉDECINE
OFFICIER DE L'INSTRUCTION PUBLIQUE

PARIS
HENRI JOUVE
IMPRIMEUR DE LA FACULTÉ DE MÉDECINE
15, RUE RACINE, 15

1894

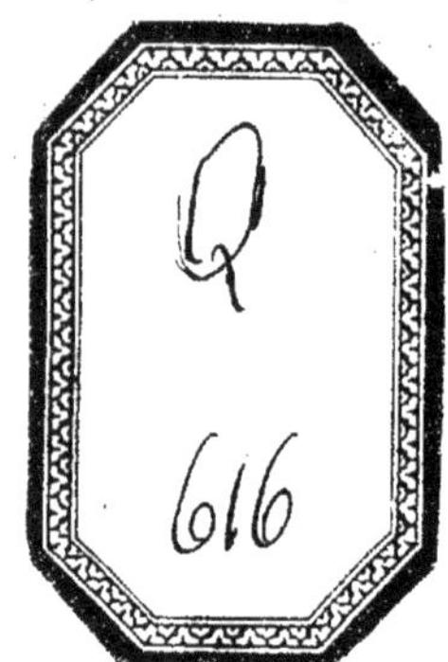

LES

ÉGOUTS DE PARIS

ÉTUDE D'HYGIÈNE URBAINE

LES
ÉGOUTS DE PARIS

ÉTUDE D'HYGIÈNE URBAINE

PAR

A. GASTINEL

DOCTEUR EN MÉDECINE DE LA FACULTÉ DE PARIS
PRÉPARATEUR A LA FACULTÉ DE MÉDECINE
OFFICIER DE L'INSTRUCTION PUBLIQUE

PARIS
HENRI JOUVE
IMPRIMEUR DE LA FACULTÉ DE MÉDECINE
15, RUE RACINE, 15

1894

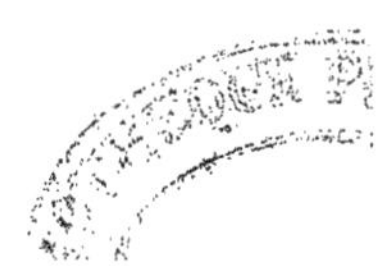

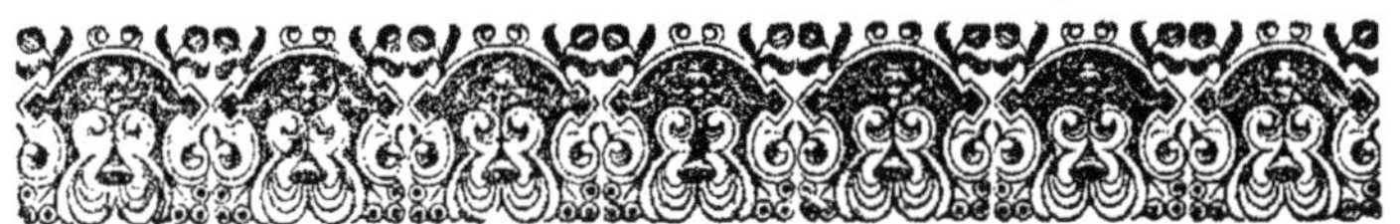

LES ÉGOUTS DE PARIS

ÉTUDE D'HYGIÈNE URBAINE

INTRODUCTION

Dans un but d'hygiène, nous avons étudié la plaine de Gennevilliers, où depuis 25 ans se pratiquent l'épuration et l'utilisation d'une partie des eaux des égouts parisiens.

Cette question, dont la simplicité n'est qu'apparente, engage, en réalité, l'un des problèmes les plus compliqués de l'hygiène.

L'énoncé du problème comprend des données essentiellement complexes, variables et indéterminées, d'une nature telle que, s'il n'est pas absolument impossible de poser l'équation, le dégagement de l'inconnue, présente au moins les plus grandes difficultés.

Voici, suivant nous, la substance de cet énoncé : les égouts et les collecteurs, dont l'insuffisance est démontrée, reçoivent, avec les détritus de la vie à la surface des villes, les eaux de sources, de rivières, les matières de vidanges, etc., dont les compositions chimiques et bactériologiques sont variables. Ces eaux boueuses, noirâtres et infectes, très chargées de schizophytes saprogènes et pathogènes, dont quelques-uns redoutables pour la santé publique, constituent le « Tout à l'égout. »

Etant donné que ces eaux dont le cube quotidien est d'environ 500.000 mètres pour Paris, sont déversées en Seine par les collecteurs, que de ce fait le cours du fleuve est pollué, sachant aussi que les 600.000 habitants des communes suburbaines n'ont à leur disposition que les eaux contaminées de cette rivière, on demande le meilleur emploi qu'il convient de faire du « Tout à l'égout » au point de vue de l'hygiène de la capitale et de sa banlieue.

Dans la démonstration on tiendra compte des causes de contamination en amont et en aval de Paris, sans négliger les bateaux-lavoirs, dont la présence sur le fleuve est une réelle cause d'infection.

Enfin on n'oubliera pas que les eaux d'égout, très riches en azote, constituent un engrais précieux, dont l'agriculture peut tirer les plus grands avantages, et qu'il est naturellement indiqué de les utiliser à son profit.

Nous avons conclu en faveur d'un canal avec distributions latérales des eaux et utilisation de celles-ci par l'épandage.

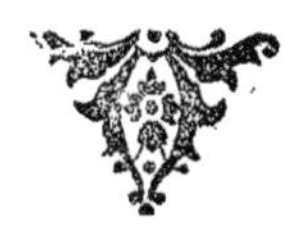

CHAPITRE PREMIER

ÉGOUTS.

Historique. — Si nous consultons les notes publiées par la Direction des travaux de Paris, à l'appui des propositions budgétaires pour l'exercice 1890, nous trouvons que « à l'origine, Paris écoulait ses eaux sur la rive droite dans les deux directions indiquées par les ruisseaux qui descendaient des coteaux de Belleville : l'un, le moins important, se dirigeait vers l'Est et débouchait dans les fossés de la Bastille ; l'autre, coulait vers l'ouest, suivait le pied des coteaux de la rive droite et tombait en Seine vers le ponceau de Chaillot ; ce dernier portait le nom de ruisseau de Ménilmontant et devint plus tard le grand égout de ceinture ».

Les eaux de la rive gauche s'écoulaient en Seine par les ruisseaux de la montagne Sainte-Geneviève, ou étaient déversées dans les fossés Saint-Victor et Saint-Bernard et dans la Bièvre. Les fossés où se trouve aujourd'hui la rue Guénégaud, en recevaient aussi une partie.

Sous le règne de Charles VI, Hugues Aubriot, prévôt des marchands, fit construire le premier égout de Paris ; cet égout fut celui de la rue Montmartre.

François Miron, prévôt des marchands, fit couvrir d'une voûte l'égout du Ponceau, celui de la Courtille-Barbette (rue Vieille-du-Temple) et ceux des rues Saint-Louis, Sainte-Catherine et des Filles-du-Calvaire. Ces constructions furent exécutées sous les règnes d'Henri IV et de Louis XIII. Paris, sous Louis XIV, possédait seulement 2.353 mètres d'égouts voûtés et comptait 8.035 mètres d'égouts à ciel ouvert. Dans ce dernier chiffre figurait la longueur du grand égout de ceinture (ruisseau de Ménilmontant) pour 6.218 mètres. A cette époque, il n'y avait sur la rive gauche, qu'un petit nombre de ruisseaux infects et le fossé Guénégaud qui fut voûté plus tard. Il s'ouvrait en Seine à l'aval de la tour de Nesle. L'égout de l'Esplanade des Invalides fut construit en 1666.

Les égouts voûtés de Paris, à la fin du XVIIIe siècle, n'avaient encore que 26 kilomètres de longueur. En 1860, ce chiffre ne s'élevait qu'à 228 kilomètres. En 1878, à la mort de Belgrand, l'ingénieur éminent qui attacha son nom à l'œuvre de l'assainissement de la capitale, Paris possédait 600 kilomètres d'égouts. Aujourd'hui, ce chiffre atteint 950 kilomètres, et il est nécessaire d'en construire encore 230 environ pour doter la ville d'un réseau complet.

Dans ce dernier chiffre ne figurent pas les 130 kilomètres d'égouts privés dont la construction est à la charge des propriétaires (branchements particuliers unissant les immeubles à l'égout de la rue correspondante) ni les 100 kilomètres d'anciens égouts défectueux ou insuffisants, dont la transformation s'imposera dans un avenir plus ou moins rapproché.

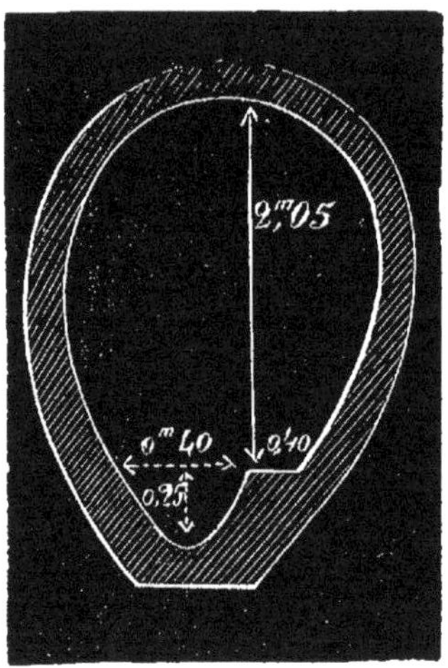

M. A. Durand-Claye a introduit dans la construction des égouts une modification des plus heureuses.

L'ancien radier plat a disparu et a été remplacé par une cunette arrondie, avec banquette surélevée, donnant toutes les facilités désirables pour les visites et l'entretien.

La section ci-contre en donnera une idée très exacte.

Dans ce nouveau type les parois sont cimentées, ce qui permet d'obtenir la plus grande propreté. Les eaux d'égout, au lieu de s'étaler sur une large surface, sont sous le même volume réunies dans la cunette, dont la pente facilite, d'ailleurs, leur écoulement rapide.

Enfin, les égouts neufs sont pourvus de réservoirs de chasse et successivement il en est établi aussi dans les anciens pieds droits.

Ces réservoirs sont disposés soit au point haut d'un égout, soit au point heurt d'un égout à deux versants, soit au croisement de deux galeries.

Il y a actuellement 3 collecteurs. Celui du Nord qui sort de Paris à la porte de La Chapelle après avoir recueilli les eaux sur une surface de 1147 hectares. Il verse en Seine à Saint-Denis, par l'intermédiaire du collecteur départemental de la plaine Saint-Denis.

Son débit, à la porte de La Chapelle, est de 2m^{3}210 par seconde, soit, respectivement par hectare et par habitant, 0,0019 et 0,0000053.

Des deux autres, l'un, le collecteur Marceau de la rive gauche, reçoit les collecteurs Saint-Bernard, Saint-Michel, Saint-Germain, Bosquet, Grenelle, rivière de Bièvre, etc., et traverse la Seine en siphon au pont de l'Alma, au moyen de deux conduits de 1 mètre de diamètre et de 140 mètres de longueur échoués en contre-bas du lit de la Seine.

Son débit est de 2m³410 par seconde, soit, par hectare et par habitant, 0,00067 et 0,0000036. Il reçoit les eaux d'une surface de 3545 hectares. L'autre, ou collecteur d'Asnières de la rive droite de la Seine, reçoit les collecteurs des Célestins, du Louvre, du Boulevard Sébastopol, etc. Son débit en amont du collecteur Marceau est de 4m³329 par seconde, soit, par hectare et par habitant, 0,0017 et 0,0000038. Il est alimenté par les eaux de 2.526 hectares.

Ces deux derniers collecteurs réunis en un tronçon commun, à environ 400 mètres de la Seine, se jettent dans le fleuve à Clichy. En ce point le débit est de 6m³739 par seconde, soit, par jour : 572.249m³, et, par an, 208.871.104m³. A ce chiffre, il convient d'ajouter ceux que fournit en 24 heures et en une année le collecteur du Nord :

Savoir 190.944m³ par jour, et 69.696.560 par an.

La totalité des eaux d'égout de Paris est donc par jour, de 763.193m³, et, par an, de 278.567.664m³.

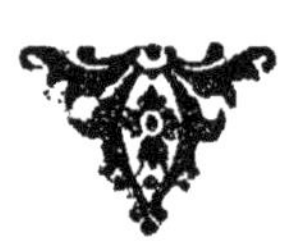

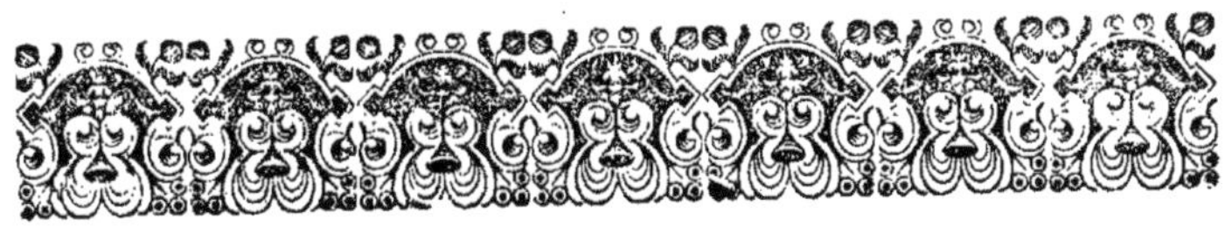

CHAPITRE II

EAUX DE SOURCES.

Les eaux de sources alimentant Paris sont au nombre de trois :

La Duys, la Vanne, l'Avre (depuis le mois de mars 1893).

Elles fournissent ensemble environ 150,000 m^3 par jour, soit 70 litres par habitant. Lorsque l'Avre sera en plein débit, ce volume, suivant toutes les prévisions, atteindra un chiffre notablement supérieur. Ce résultat qui seul permettra, pendant les mois d'été, de ne plus substituer l'eau de rivière à l'eau de source, est impatiemment attendu par la population, et réclamé, d'ailleurs, au nom de l'hygiène.

La Dhuis. — Amenée à Paris depuis 1865, ses eaux sont reçues dans le réservoir de Saint-Fargeau à Ménilmontant. Son débit peu régulier, est en moyenne de 18.000 m^3 par jour.

Un système de canalisation permet d'annexer à

son débit, soit de l'eau de la Vanne, soit de l'eau de la Marne, cette dernière filtrée à travers un épais banc de sable.

La Dhuis jaillit des terrains tertiaires lacustres disposés au-dessous des marnes vertes de Montmartre, qui s'étendent dans toute la Brie. Le ruisseau qui porte son nom est un petit affluent du Surmelin qui se jette lui-même dans la Marne, en amont de Mézy.

Cette source est à 131 kilomètres de Paris.

La Vanne naît à Fontvanne, près d'Estissac, dans le massif crayeux compris entre la Haute-Seine et l'Yonne, à 14 kilomètres environ à l'ouest de Troyes. Elle se jette dans l'Yonne en amont de Sens, après un cours de 60 kilomètres.

Les sources qui l'alimentent sont disséminées sur une vaste surface et à des niveaux différents. Celles d'entre elles qui ont été dérivées et amenées à Paris (12 août 1874), donnent un débit de 100.000 m^3 par jour. Elles sont emmagasinées dans les réservoirs de Montsouris.

L'Avre. — Les sources de la Vigne et de Verneuil captées dans les environs de cette ville, à 100 kilomètres de Paris, constituent la source appelée l'Avre dont les eaux sont recueillies au réservoir de Saint-Cloud.

Cette source donnera environ 100.000 m^3 par jour.

Nous dirons enfin que les puits artésiens de Paris fournissent un cube quotidien de 6.000 m.

Analyses complètes des eaux de sources alimentant Paris (Annuaire de Montsouris, 1894).

	Vanne	Dhuis	Avre
Degré hydrotimétrique total	19°,8	23°,6	17°,7
Degré hydrotimétrique après ébullition	5°,1	6°,	7°,
	mg.	mg.	mg.
Matière organique (en oxygène)	0.4	1.0	0.4
Carbonate alcalino-terreux (en acide carbonique)	89.0	99.5	71.5
Acide carbonique demi-combiné	81.7	90.	60.6
Acide sulfurique	2.7	7.4	6.
Acide azotique	11.9	13.0	10.4
Chlore	5.0	7.7	16.0
Silice	10.0	11.9	15.2
Chaux	114.0	113.0	95.0
Magnésie	2.0	14.7	4.2
Fer et Alumine	0.7	1.0	0.7
Potassium	1.7	0.9	0.6
Sodium	3.7	6.0	6.2
Résidu sec à 180°	242.2	282.0	240.
Matière volatile	39.2	59.0	44.0

Analyses bactériologiques des eaux de source, par cm³. (Ann. de Montsouris, 1894).

Eau de la Vanne	Réservoir	Canalisation
Bactéries : moyenne annuelle	1.285	2.670
Eau de la Dhuis	**Réservoir**	**Canalisation**
Bactéries : moyenne annuelle	7.525	5.120
Bien supérieure à la moyenne normale annuelle.	3.825	

Voici la richesse moyenne par quinzaine, de l'eau de l'Avre, distribuée à Paris depuis le 20 mars 1893.

Bactéries par cm^3.

		Réservoir	Canalisation
2me quinzaine	d'avril		2.500
1er —	de mai	3.400	3.100
2e —	—	2.600	1.600
1er —	juin	2.400	2.100
2e —	—	6.600	2.930
1er —	juillet	2.400	2.500
2e —	—	1.200	6.800
1er —	août	1.600	16.000
2e —	—	» »	1.870
	Moyennes	2.886	4.380

D'après M. Miquel, l'eau de l'Avre est environ 10 fois plus riche en bactéries, que celle de la Vanne aux mêmes époques de 1893, et se rapproche par sa richesse microbienne de la moyenne trouvée pour l'eau de la Dhuis (3.825).

CHAPITRE III

EAUX DE RIVIÈRES.

L'Ourcq, la Marne et la Seine, fournissent aux services publics les eaux dont ils ont besoin.

La rivière d'Ourcq qui se jette dans la Marne au-dessous de Lizy, prend sa source dans la forêt de Retz, au voisinage de Fère-en-Tardenois (Aisne).

Ses eaux, captées à Mareuil, sont amenées par un canal, qui les déverse dans le bassin de la Villette. Son débit est en moyenne de 120.000m^3 par jour.

L'eau de la Marne, élevée par l'usine de Saint-Maur, jusqu'au réservoir de Ménilmontant, est distribuée dans les quartiers hauts de Paris (100.000m^3 par jour).

Des pompes à vapeur installées, en différents points, élèvent dans Paris les eaux de la Seine.

La plus importante est celle d'Ivry placée en amont du confluent de la Marne.

Les pompes de l'usine d'Austerlitz construites en 1863, entre les ponts d'Austerlitz et de Bercy, sur la rive gauche du fleuve, élèvent en moyenne 5.400.000m³ par an.

Ces eaux dont nous indiquerons la composition chimique et la richesse bactériologique, sont distribuées dans Paris. pour les services publics, et quelquefois, contrairement aux règles les plus élémentaires de l'hygiène, elles sont utilisées dans l'alimentation.

Toutefois, si dans ces derniers cas l'usage à Paris n'en est que tout-à-fait exceptionnel, il est bon de faire remarquer qu'il devient au contraire général pour les populations de la banlieue, et que plus de 600.000 habitants n'ont à leur disposition, que les eaux contaminées de la Seine et de la Marne. L'intérêt des populations dont il s'agit exige donc que l'assainissement de ces rivières, et en particulier de la Seine, soit poursuivi avec le plus d'activité possible.

Analyses complètes des eaux de rivières distribuées à Paris, moyennes de 1892 (Annuaire de Montsouris, 1894).

	Ourcq mg.	Marne mg.	Drains de St-Maur, mg.	Seine à Ivry mg.	Seine à l'usine de Chaillot mg
Acide carbonique, total. . . .	235.5	187.5	192.2	162.6	176.0
Acide carbonique libre. . . .	»	7.6	»	12.0	»
Mat. org. (en oxygène). . . .	2.8	1.5	1.3	2.8	2.7
Azote organique.	»	»	»	»	»

Carb. alc. terr. (en acide carb.)	123.7	95.1	95 8	81.0	85.6
Degré hydrot. total.	»	24°0	24°8	»	»
Degré hydr. après ébullition.	»	7°0	8°1	»	»
Acide carbon. demi combiné.	113.9	90.0	89.8	75.3	76.8
Acide sulfurique.	68.0	19.8	31.0	10.3	13.2
Acide azotique.	10.0	9.0	10.7	9.0	8.1
Chlore.	10.7	5.7	7.0	6.3	6.3
Silice	13.3	6.9	8.2	7.8	12.1
Acide phosph.	0.0	0.0	0.0	0.0	0.0
Chaux.	156.7	118.0	121 6	103.8	109.0
Magnésie.	35.2	13.6	15.3	5.0	7.8
Fer et alumine.	1.4	1.2	0.8	1.1	0.9
Potassium	3.0	1.8	1.5	3.9	4.0
Sodium	7.2	4.7	4.2	5.4	5.4

Comparaison des eaux de sources et des eaux de Seine (Annuaire Montsouris, 1894).

		Sources Vanne et Dhuis	Seine
Degré hydrotimétrique total.		21°,8	19.6
Degré hydrotimétrique après ébullition. . . .		5°,3	5.2
Chaux totale		111mg 5	103mg.
Carbonate alcalino-terreux en chaux.		117.0	105.0
Matière organique		0.93	2.5
Azote nitrique.		2.8	2.3
Chlore.		7.0	7.0
Oxygène dissous	immédiatement.	10.8	10.5
	après 48 heures	10.0	8.8
	100 c.	9.0	16.0
Résidu sec à 125°.		273.0	251.0
Matière volatile		51.0	47.0

Analyses bactériologiques des eaux de rivières
(Annuaire de Montsouris, 1894)

Seine		Canal de l'Ourcq	Marne	Drain de St-Maur
à Ivry	à Chaillot			
Moyenne annuelle en 1892, en cm^3. 46625	294330	72830	58960	1600

Il est intéressant de remarquer que l'eau du drain de Saint-Maur qui n'est, en définitive, que de l'eau de Marne ayant passé à travers une tranchée comblée de matériaux filtrants, est infiniment plus pure que celle de la Marne. C'est, ainsi que le fait remarquer M. le Dr Miquel « un curieux exemple naturel du pouvoir purificateur du sol à l'égard des bactéries. » La marne riche de 58960 bactéries par cm^3, n'en donne plus que 1600 dans le drain de Saint-Maur, soit 97,17 pour 100 des bactéries de la Marne.

Ce résultat a une grande importance et nous le retrouverons plus tard, lorsque nous traiterons de l'utilisation agricole des eaux d'égout.

Déjà, nous dirons que par le procédé Anderson, l'épuration de l'eau des rivières a été poussée plus loin.

A l'usine de Boulogne, les eaux traitées par ce procédé perdent les 99,5 pour 100 des bactéries qu'elles contiennent.

CHAPITRE IV

VIDANGES.

« Jusqu'au règne de François Ier, à Paris, les matières fécales étaient transportées, chaque jour, avec les autres immondices de la ville, aux décharges publiques, qui, par suite de l'amoncellement, formaient autour de la cité une ceinture d'éminences ; telle est l'origine de celles qu'on a retrouvées de nos jours, rues Meslay et Notre-Dame-de-Nazareth, boulevard Bonne-Nouvelle, rue des Moulins, à Saint-Germain-des-Prés, et au labyrinthe du Jardin des Plantes (ancienne décharge des Coupeaux). C'est un arrêt du Parlement de 1533, obligeant les propriétaires à créer une fosse d'aisance dans chaque maison, qui a commencé à réglementer la vidange. Plus tard, une ordonnance de 1664 enjoignit de faire des ventouses qu'on devait conduire jusqu'au-dessus des combles. Telle fut l'origine du tuyau d'évent. Mais les fosses anciennes n'étaient pas étanches; le sous-sol de Paris continuait à être infecté et les puits, qui étaient alors l'unique source d'eau potable, ne donnaient que des eaux contaminées.

C'est un décret du 10 mars 1800, qui ordonna la construction des fosses véritablement étanches ; enfin une ordonnance du 24 septembre 1819 régla et règle encore actuellement la construction des fosses d'aisances (1). »

Avec la fosse étanche, il fallut se préoccuper des moyens d'extraction. Au début, les procédés de vidange étaient rudimentaires.

Dans la même publication nous trouvons les renseignements suivants : Les liquides extraits avec des seaux étaient déversés dans des hottes et transvasés dans des tonneaux dits lanternes. Les solides appelés heurte ou gratin étaient extraits à l'aide de la pioche et de la pelle.

En 1820, fut adoptée la pompe proposée par Hallé, dès 1785.

Les prescriptions légales applicables à l'extraction des vidanges, à leur transport, à la forme des récipients sont multiples.

Par décret du 10 octobre 1859, le préfet de la Seine a eu dans ses attributions, une partie des

1. *Extrait des Notes de M. le Directeur des travaux de Paris*, Imprimerie Chaix, 1890.

pouvoirs confiés primitivement au préfet de police par les lois des 16-24 août 1790 ; 2 mai 1791, et par l'arrêté du 12 messidor an VIII.

Au XIIe siècle, un certain nombre de voiries étaient installées dans les faubourgs Saint-Marcel, Saint-Germain et à Montfaucon (faubourg Saint-Martin).

Le plus souvent encore les matières fécales étaient jetées dans la rue.

Sous Louis XIII, Montfaucon devint l'unique réceptacle des vidanges de la capitale.

En 1761, Soufflot transporta à 300 mètres de la barrière du combat, au pied de la butte Chaumont la voirie de Montfaucon, ainsi que le charnier et le gibet installés sur les mêmes terrains.

La voirie fut conservée sur cet emplacement jusqu'en 1848.

Après sa suppression, en 1849, la ville de Paris installa sur une surface de 30 hectares la voirie de Bondy et créa le vaste dépotoir de la Villette. Les machines de cet établissement refoulent la vidange à la voirie de Bondy.

Actuellement, 4 systèmes se partagent la réception et le transport de la vidange. La vieille fosse fixe, la fosse mobile, la tinette filtrante, utilisée depuis l'arrêté du 2 juillet 1867, autorisant l'envoi à l'égout des liquides des fosses ; enfin l'écoulement direct à l'égout.

Paris compte 64.000 fosses fixes ; 17.700 fosses mobiles ; 38.800 tinettes filtrantes ; plus 6.000

chutes directes à l'égout. Ce dernier système doit remplacer tous les autres, et dès à présent, il peut être appliqué dans plus de 400 kilomètres d'égout.

Il faut prévoir qu'un cube annuel considérable sera ainsi déversé aux égouts.

Voici des chiffres extraits de l'hydraulique agricole de MM. Durand-Claye et Launay, qui donneront une idée de la masse des matières de vidanges devant se rendre dans les collecteurs.

Le dépotoir municipal a reçu :

En 1850 : 257.000 m³.
En 1869 : 608.000 m³.
En 1879 : 303.000 m³.
En 1890 : 436.399 m³.

Nous mentionnerons que depuis 1870, les entrepreneurs de vidanges ont été autorisés à ouvrir des voiries particulières.

Dans ces dernières, comme à Bondy, dit encore M. A. Durand-Claye, les matières étaient primitivement traitées par simple exposition à l'air ; le résidu formant la poudrette, constituait un engrais dosant 1 kilog. 20 à 1 kilog. 60 d'azote par 100 kilogrammes.

Plus tard les liquides furent distillés à chaud en présence de l'acide sulfurique qui transforme le carbonate d'ammoniaque volatil en sulfate d'ammoniaque fixe dosant 21 pour 100 d'azote. Ce fut un véritable progrès industriel. Cependant la fabrication de la poudrette et du sulfate d'ammoniaque laisse perdre sous forme d'eaux-vannes ou de gaz la plus grande partie des éléments fertilisants. A Bondy, en 1869, 1/5 seulement de l'azote était utilisé, 1/2 retournant en Seine à l'état d'eaux-vannes, et 1/3 environ étant perdu par évaporation et décomposition.

A raison de 1 k. 26 de matières par tête et par jour, Paris donne pour les vidanges totales 2900m^3, soit 29.000 kilogrammes d'azote. Dans les vidanges réellement extraites on ne retrouve que le quart de ce nombre soit 7.000 kilogrammes.

Les analyses qui ont été faites par M. le Dr Miquel, en 1892, des eaux de refoulement du Dépotoir de l'Est, eaux infectes, noirâtres et boueuses, ont donné par cm^3 22.300.000 bactéries, chiffre à peine plus élevé que celui des eaux d'égouts.

M. le Dr Miquel ajoute : « Que l'hydrogène sulfuré et le carbonate d'ammoniaque étant très « toxiques pour les bactéries, même pour les ferments organisés ammoniacaux et sulfhydriques, s'opposent, non seulement à la multiplication des microbes dans ces eaux sales, mais les « détruisent quand le poids de l'hydrogène sulfuré « devient en quantité notable. C'est pour cette « raison que les eaux de vidanges ne présentent « pas un chiffre de microbes aussi élevé qu'on « pourrait tout d'abord le supposer ».

Traitées par la chaleur à l'usine de Bondy, elles s'appauvrissent considérablement en bactéries, si bien que, en 1892, ces eaux résiduaires n'ont présenté, d'après le même auteur, que 405.000 bactéries par cm^3. A leur sortie, ces eaux étaient donc 50 fois plus pures qu'à leur entrée.

Dans les liquides traités, on constate la présence de très nombreux bacilles ayant résisté aux plus hautes températures.

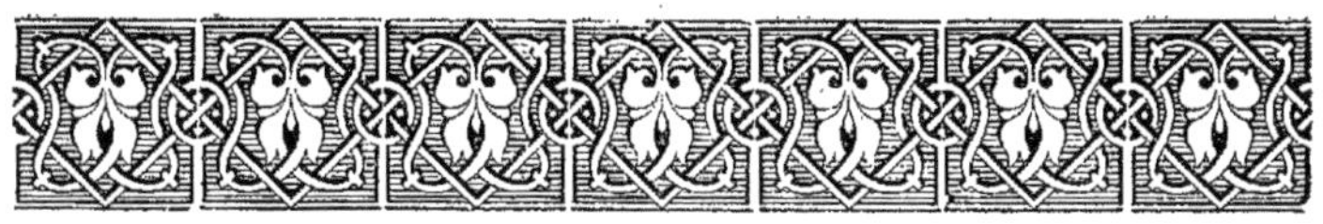

CHAPITRE V

TOUT A L'ÉGOUT.

En examinant dans les chapitres précédents les eaux de sources, de rivières distribuées à Paris, nous désirions surtout décrire les éléments qui, plus ou moins altérés par les services publics, les industries diverses, les teintureries, les usages domestiques (eaux de cuisine, de bains, etc.), venaient s'ajouter aux vidanges, aux eaux de lavage du linge, aux liquides provenant des cadavres autopsiés dans les hôpitaux, aux débris de viande corrompue, aux eaux de tannage des peaux, etc. : affreux mélange constituant le « tout à l'égout. ».

L'adoption de ce système supprime les opérations répugnantes des vidanges ; amène la disparition des fosses fixes, rarement étanches, et la suppression de l'une des principales causes de l'infection du sol.

La tinette filtrante, qui n'est que le tout à l'égout déguisé, disparaît, ainsi que les fosses mobiles, dont le débordement est inévitable. Si nous avons cru bon de donner les quantités des dits éléments constitutifs, de faire connaître les résultats de leurs analyses chimiques et bactériologiques, c'est que nous nous proposons d'indiquer également le résultat des mêmes analyses pour le « Tout à l'égout ».

Paris consomme chaque jour :

Eau de source.	230.000 m3 (y compris l'Avre).
Eau de rivière.	350.000
Puits artésiens	6.000
	586.000 m3.

A ce résultat, il convient d'ajouter les 120.000 m3 d'eau de pluie tombés à Paris en moyenne en 24 heures. Rappelons que la surface de Paris est de 7.802 hectares et la hauteur annuelle de pluie est de 0 m. 56.

Donc 586.000 + 120.000 = 706.000.

A ce propos, signalons ici que M. Miquel a trouvé dans l'eau de pluie des micrococcus, des bacilles, des bactériums. Les premières pluies d'orage précipitent vers le sol les micro-organismes de l'atmosphère. Puis, le chiffre des schizophytes aériens diminue, pour augmenter si la sécheresse intervient.

Les pluies d'orages abondantes n'ont pas sur le chiffre des microbes de l'atmosphère la même action que les pluies intermittentes qui, se répètant avant la dessication du sol, fixent plus solidement à la surface les schizophytes entraînés. La neige agit moins efficacement que les pluies intermittentes et maintient mal les germes à la surface du sol.

Ce savant observateur a remarqué que, contrairement à ce qui se produit pour les spores aériennes des moisissures, le chiffre des bactéries, faible en temps de pluie, s'élève quand toute humidité a disparu de la surface du sol.

Si aux 706.000 m^3 trouvés plus haut, on ajoute les 3.000 m^3 de vidanges quotidiennes, on obtient un chiffre de 710.000 m^3 représentant environ le cube total des liquides se rendant à l'égout.

Ce chiffre, qui est notablement inférieur à celui que nous avons indiqué pour le rendement des collecteurs, savoir 763.193 m^3, nous conduirait à un résultat absurde si nous ne rappelions que, les résultats donnés pour le débit des collecteurs ont été choisis à un moment de la journée où ce débit est voisin du maximum, que les variations horaires sont très considérables, que la nuit, enfin, la quantité des liquides se rendant aux égouts est très diminuée.

Il y a lieu de prévoir, cependant, que dans un avenir très prochain, ce chiffre de 763.193 m^3 sera réellement atteint et même dépassé. A ce moment, il est vrai, la consommation parisienne en eaux de sources et de rivières sera augmentée.

Dans tous les cas, le rapport de l'eau écoulée par les collecteurs à l'eau distribuée et tombée est toujours inférieur à l'unité.

L'évaporation, l'absorption par le sol, par les

plantes jouent un très grand rôle. L'évaporation, en particulier, est d'autant plus accusée que les influences climatériques, telles que température, vent léger, le sont aussi ; que la pression barométrique est moins élevée, et que la différence entre la force élastique maximum et la force élastique des vapeurs existant déjà dans l'atmosphère, est plus grande.

On admet, actuellement, plus volontiers, pour le cube moyen des collecteurs, en 24 heures, le nombre suivant : 500.000 mètres.

Ce débit, nous tenons à y insister, sera très prochainement dépassé et arrivera dans le voisinage des 760.000 m³ indiqués plus haut.

Voici des tableaux extraits de l'annuaire de Montsouris 1894, qui feront connaître les résultats des analyses des eaux des collecteurs. Ces eaux sont chaudes en hiver et froides en été. Elles demeurent plus chaudes que celles de la Seine jusqu'en avril et plus fraîches jusqu'en octobre.

Collecteur d'Asnières — moyennes, par litre pour les années 1887 à 1892 (Annuaire de Montsouris, 1894).

Degré hydrotimétrique		Chaux		Chlore	Matière organique	Azote			Acide sulfurique	Résidu sec à 180°	Matière volatile
Total	après ébullition	totale	Carbonate alc. terr.			Nitrique	Ammoniacal	Organique			
38°	**15°**	182mg	164mg	63mg	36mg4	4mg9	20mg1	3mg5	109mg	575mg	132mg

Collecteur départemental de St-Ouen moyennes (1887 à 1892)

50°	25°	230mg	215mg	92mg	56mg7	4mg2	27mg4	4mg	191mg	938mg	234mg

Analyse chimique complète de l'eau d'égout (Annuaire Montsouris, 1894).

	Collecteur de Clichy moyenne 1892.	Collecteur départ. (St-Ouen) moyenne 1892.
Acide carbonique, total.	272 mg.	327 mg.7
Acide carbonique libre.	0.0	0.0
Matière organique (en oxygène). .	40.6	72.7
Azote organique	4.0	4.6
Carbonate (alc. terr.) en acide carb.	140.7	161.0
Degré hydrotimétrique total. . .	35.9	53.7
Degré hydrotim. après ébullition.	18.9	26.9
Acide carbonique demi-combiné.	136.0	161.0
Acide sulfurique	126.4	250.6
Acide azotique	9.1	5.2
Chlore	52.3	106.8
Silice.	11.8	18.8
Acide phossorique.	traces	traces
Chaux	166.3	247.7
Magnésie	26.9	45.6
Fer.	2.9	3.8
Alumine	4.0	5.4
Ammoniaque.	23.5	32.4
Potassium.	18.9	64.6
Sodium.	55.0	113.5

L'eau du collecteur de Saint-Ouen, dit M. A. Lévy, directeur du Service chimique de l'observatoire de Montsouris, est plus souillée que celle du collecteur de Clichy, sous tous les rapports. Les quantités de chlore présentent de grandes oscillations, qui indiquent la présence très variable des matières animales en décomposition.

« Les poids d'azote total (ammoniacal, nitrique, organique) varient assez peu. La moyenne est de 29 milligrammes par litre à Clichy, et de 36 milligrammes à Saint-Ouen. »

Avec les analyses précédentes, nous croyons indispensable de faire connaître les résultats obtenus par M. le Dr Miquel, en ce qui concerne l'examen micrographique des eaux d'égout.

Les échantillons puisés aux embouchures des collecteurs de Saint-Ouen et de Clichy ont été trouvés d'une impureté excessive ; les bactéries y figurent par millions au cm^3.

« L'impureté de ces eaux sales va croissant d'année en année ; la moyenne normale étant de 16.000.000, on trouve pour 1892, 21.000.000 de bactéries par cm^3, soit 5.000.000 de plus que la moyenne générale ».

Les richesses saisonnières des eaux d'égouts, en bactéries, ont été, pour 1892 :

Hiver.	10.000.000
Printemps	18.000.000
Été.	41.665.000
Automne	14.335.000

« Parmi les espèces microscopiques si nombreuses et si variées, qui se trouvent dans ceeaux souillées de déjections de toutes sortes, on rencontre presque autant de microcoques que d'espèces de forme bacillaire ».

Nous jugeons utile de donner quelques détails sur l'atmosphère des égouts. Les débris de matières organisées qui existent dans cette atmosphère sont bien moins nombreux que ceux des salles des hôpitaux et, souvent même, que ceux de l'air extérieur.

On y trouve en grand nombre des spores de cryptogames ; les grains d'amidon, les utricules polliniques y sont très rares.

M. Miquel a observé dans l'air des égouts, des spores incolores hérissées de piquants (mucorinées), des semences appartenant aux Sélénosporium, aux Leptotrichum ; des cellules boursouflées des alternaria, des fumago, etc. « l'air des égouts est plus pauvre que l'air extérieur en ces dernières fructifications » ; enfin un très grand nombre de spores de la vaste famille des mucédinées.

Au point de vue de l'hygiène, celui qui nous intéresse le plus ici, les spores s'échappant des bouches d'égout, ne sauraient augmenter le nombre des cellules qui se rencontrent dans l'atmosphère extérieure, car cet air confiné et humide en renferme, le plus souvent, une quantité 3 ou 4 fois moindre (M. Miquel).

Quant aux bactériens des égouts ils diffèrent essentiellement de ceux qu'on récolte à l'air libre, dans les hôpitaux, etc. M. Miquel a observé que les premiers pouvaient envahir et corrompre en peu de jours les infusions les moins sensibles. Ils déterminent des putréfactions intenses et fétides.

Les bactériums y sont fort nombreux : beaucoup sont anaérobies. Cependant, dit M. Miquel, je dois à la vérité de déclarer que, ces microbes inoculés à des cobayes et à des lapins, se sont montrés de l'innocuité la plus parfaite.

Analyse de l'air des égouts, moyenne annuelle pour 1892, *par* m^3 (Ann. de Montsouris, 1894).

Bactéries	—	Moisissures	—	Température moyenne
3.630		2.400		13°,1

Comparaison avec l'air du centre de Paris (Hôtel-de-Ville), *en* 1892.

Bactéries	—	Moisissures	—	Température moyenne
6.760		1.300		10°,8

Moyennes saisonnières des bactéries par m^3 *d'air* (en 1892).

	Air des égouts		Centre de Paris (Hôtel-de-Ville)		Température moyenne de l'air des égouts
	Bactéries	Moisissures	Bactéries	Moisissures	
Hiver. . . .	1.835	2.335	3.990	1.002	9°,2
Printemps.	2.535	3.050	10.680	1.802	14°,7
Eté.	6.385	780	10.090	1.097	17°.1
Automne. .	7.780	3.445	2.300	1.308	11°,5
Moyennes.	3.630	2.400	6.760	1.300	13°,1

L'atmosphère des égouts en contact permanent avec une eau bourbeuse charriant des substances en putréfaction, est saturée d'humidité et très chargée de bactéries ; cependant l'air de la rue de Rivoli est, en été, plus riche en bactéries que celui de l'égout correspondant ; le contraire, il est vrai, peut avoir lieu en hiver.

On se demande si, lorsque tous les excréments humains viendront s'ajouter aux nombreux immondices circulant dans les égouts, leur présence n'augmentera pas le degré actuel d'infection.

A cet égard, fait observer M. Miquel, « les microbes communs établis déjà dans un milieu qui leur convient et où ils sont les maîtres, cèdent difficilement leur place aux nouveaux venus », c'est à eux qu'est due la destruction de la plus grande partie des schizophytes pathogènes.

Ne sait-on pas que le virus septique étouffe le virus charbonneux, que le cerveau putréfié d'un animal enragé ne transmet plus la rage. Un cadavre en décomposition communique plus difficilement la septicémie qu'un cadavre frais.

D'ailleurs, toutes les matières sont abondamment diluées, et à l'aide des réservoirs de chasse on évite toute stagnation dans le réseau des égouts.

Nous donnons, ci-après, les renseignements que nous devons à la bienveillance de M. le Dr Depasse, médecin de la Direction des travaux de Paris, auquel nous sommes heureux d'exprimer ici toute notre gratitude.

Ces renseignements nous paraissent de nature à fixer les idées, sur la question si capitale de l'influence que peuvent avoir les égouts, sur la santé du personnel des ouvriers qui y sont employés.

Ce personnel est essentiellement fixe, enrégimenté : composé d'environ 1000 personnes. Il y a en outre le personnel mobile, auquel il a été maintes fois fait allusion, pour mettre en doute l'exactitude des statistiques sanitaires. Nous dirons, d'après les renseignements qui nous ont été fournis par l'Administration, que les agents de cette catégorie ne descendent pas dans les égouts. Utilisés dans les moments de presse ils ne sont employés qu'aux travaux exécutés à l'extérieur, à l'enlèvement des neiges, par exemple.

Les chiffres cités par M. le Dr Depasse sont donc rigoureusement exacts, ils ont l'éloquence de toute statistique.

Principales maladies des ouvriers égoutiers observées en 1889.

Fièvres intermittentes	5
Fièvre scarlatine	1
Fièvre variole	0
Fièvre érysipèle	4
Fièvre typhoïde	1

Voies respiratoires.	Tuberculose pulmonaire	28
	Bronchites simples	219
	Pneumonies	20
	Pleurésies	11
	Asthmes et emphysèmes	8
	Angines et laryngites	21
Voies digestives.	Embarras gastriques	170
	Diarrhées	16
Rhumatismes généralisés		17
Rhumatismes localisés		7
Rhumatismes sciatiques		43
Rhumatismes lumbagos		11
Rhumatismes torticolis		1
Rhumatismes intercostaux		10
Coliques hépatiques		1
Coliques néphrétiques		1
Orchites et uréthrites		4
Cystite		1
Conjonctivites aiguës		11
Cataracte		1
Contusions ayant causé plus de 3 jours de repos		30
Brûlures graves		2
Plaies graves		4
Phlegmons		3
Panaris		2
Arthrites du genou		2
Arthrites du coude		2
Luxation de la clavicule		1
Luxation du poignet		2
Fractures de la jambe		1
Fractures du bras		2
Fracture du bassin		1
Fractures des côtes		4
Eczémas très étendus		5
Ecrasements d'orteils par plaques d'égouts		26

Il est aisé de remarquer que, si les maladies des voies respiratoires sont très fréquentes (279 sans compter la tuberculose), cela tient aux grandes oscillations de la température en des points différents des égouts (égout étroit et bas recevant des eaux chaudes industrielles ; égout large, haut, véritable carrefour exposé à de violents courants d'air).

Les bronchites se contractant facilement dans le passage de l'un à l'autre, il y a danger pour un ouvrier prédisposé à la tuberculose, à travailler dans les égouts.

Si les accidents gastriques sont dus très souvent à des excès de boissons, les égouts ne sont pas, dit M. le Dr Depasse, sans avoir une influence fâcheuse particulière. Beaucoup d'embarras gastriques « éclatent avec une vivacité extrême, sont accompagnés quelquefois de vomissements et de diarrhées, avec coliques très douloureuses, quelquefois de coliques sèches ; cela dure deux, trois ou quatre jours, sans laisser à la suite une trop grande fatigue. Les ouvriers appellent ces accidents le plomb, bien qu'ils ne soient pas tout à fait comparables aux accidents qui surviennent chez les vidangeurs ».

Les lumbagos et les sciatiques y figurent pour un chiffre élevé, quelquefois ces maladies peuvent être simulées.

Mais les maladies virulentes n'accusent pas dans le personnel des égoutiers, une fréquence plus grande que dans le personnel des cantonniers, etc.

En 1889, on relève sur 1000 égoutiers un seul cas de fièvre typhoïde, et depuis si cette unité a été atteinte, elle n'a pas été dépassée.

La variole ne frappe personne en 1885 et 1886. Un seul cas en 1887, rien en 1889.

Si le système du tout à l'égout devait avoir pour la santé les fâcheuses conséquences dont on a si souvent parlé, les ouvriers égoutiers nous sembleraient devoir être cruellement frappés. La statistique qui précède est loin d'indiquer un résultat aussi funeste.

CHAPITRE VI

CONSIDÉRATIONS SUR L'EMPLOI DU « TOUT A L'ÉGOUT ».

Les 500.000 m^3 d'eaux d'égout mélangées de matières fécales qui quotidiennement représentent le débit total des collecteurs, renferment les 3/4 de l'azote, contenus dans les détritus de la population parisienne. D'après MM. A. Durand-Claye et Launay, cette dernière consomme annuellement 9.147.000 kilogrammes d'azote dont 9.188.000 kilogrammes se retrouvent dans les détritus, savoir : 3/4 ou 6.741.000 kilogrammes dans les vidanges et eaux d'égouts, et l'autre quart dans les ordures ménagères et les boues, soit : 2.447.000 kilogrammes.

Nous dirons tout de suite que les ordures ménagères réunies à la faible partie des boues, que l'eau n'entraîne pas dans les égouts, sont enlevées au tombereau. Malgré la taxe de balayage, cet enlèvement coûte environ trois millions à la ville de Paris.

600 tombereaux transportent lesdites ordures connues sous le nom de gadoues, dans la banlieue, où disposées en tas, elles sont, après un certain temps, employées comme engrais, surtout pour la culture des légumes en plein champ.

Leur volume journalier est de 2.000 m^3, renfermant environ 5 à 7 kilogrammes d'azote pour 1.000.

Quant aux autres matières, celles du « Tout à l'égout », elles constituent une véritable fortune pour l'agriculture, chaque mètre cube renfermant 0 kilog. 040 d'azote. A raison de 10 tonnes de fumier par 1.000 m^3, le débit quotidien des égouts de Paris correspond à 5.000 tonnes de fumier environ.

M. Alphand évaluait à 20.000.000 de francs leur richesse annuelle en azote.

Dès lors, faut-il perdre les eaux d'égout dans le fleuve, empoisonner son cours et renoncer aux bénéfices que peut en retirer l'industrie agricole ?

Les conséquences économiques sont faciles à prévoir, nous n'avons pas à les examiner. Mais la pollution de la Seine est une grave question qui a soulevé les justes récriminations des riverains. Le Gouvernement a été plusieurs fois saisi de leurs plaintes.

Il nous paraît, cependant, que dans les accusations portées sur les eaux des égouts de Paris, on a trop négligé de mentionner les autres causes de contamination du fleuve. Nous voulons parler des eaux industrielles, des eaux des égouts de la banlieue, en amont et en aval de Paris.

Les bateaux lavoirs sont aussi une cause évidente de souillure. On peut affirmer, tel est l'avis de M. le Dr Miquel, qu'à leur sortie de ces dits bateaux, les eaux, dans l'opération de l'essangeage ou lavage du linge à froid, sont mille fois plus chargées de bactéries qu'à leur entrée.

Sans recourir à des raisons scientifiques d'une portée aussi élevée, nous trouvons que déjà au XVIIe siècle, une ordonnance de police du 19 juin 1666, interdisait aux blanchisseuses de laver leur linge, dans la Seine, entre la place Maubert et le Pont-Neuf (*Variétés chirurgicales*, par M. A. Franklin).

Dans les conditions présentes, la Seine offre le plus triste aspect.

Au-dessous des collecteurs elle devient un vaste égout à ciel ouvert ; il est impossible de s'y baigner sans en sortir noir. Le titre de l'eau en oxygène étant insuffisant, les poissons n'y vivent pas, on y trouve une quantité énorme de microbes qui s'y développent à loisir ; l'eau devient leur véhicule et peut porter au loin les germes des maladies infectieuses, de la fièvre typhoïde et du choléra, en particulier.

Des alluvions noires se déposent le long des berges et au fond du fleuve. On voit d'énormes bulles d'hydrogène sulfuré et de carbures d'hydrogène sortir de la vase du bord de la rivière.

C'est une source d'infection pour les riverains et pour tout le voisinage du fleuve. Cet état de choses, qui appelle une prompte solution en tout conforme à l'hygiène, préoccupe plus de 600.000 habitants de la banlieue qui n'ont à leur disposition, que les eaux contaminées de la Seine et de la Marne.

Cette importante question de l'assainissement de la Seine fut l'objet d'études très approfondies et longuement poursuivies. Un arrêté de M. le Préfet de la Seine, en date du 25 octobre 1882, nommait une commission technique à l'effet :

1° De rechercher au moyen des expériences faites et des documents et renseignements qui lui seront soumis, le meilleur procédé à employer pour substituer au système actuel de la vidange le mode d'évacuation des matières fécales le plus propre aux lois de l'hygiène ;

2° D'indiquer les modifications à apporter, au point de vue de la salubrité, dans les procédés employés pour la construction et le curage des égouts, pour l'écoulement des eaux ménagères et pour l'enlèvement des détritus de toute nature déversés sur la voie publique.

Cette commission composée de savants, d'ingénieurs, comptait les médecins et hygiénistes dont les noms suivent : MM. Bourneville, Brouardel, Fauvel, Girard (Aimé), Guéneau de Mussy (Henry),

Loiseau (Charles), Lamouroux, Vallin, Marié, Davy, Proust, Robinet, Royer, Léon Colin, Worms.

Quatre sous-commissions se partagèrent les études prescrites par l'arrêté préfectoral du 25 octobre 1882. C'est à la suite de 64 séances, dont 57 de sous-commissions et 7 de commissions plénières, que furent arrêtés les principes généraux dont l'application était recommandée à l'administration municipale.

Le secrétaire, dans son rapport d'ensemble, s'exprimait à peu près en ces termes.

L'urgence et l'opportunité du vaste problème soumis aux délibérations de la commission n'échapperont à personne. On sait, en effet, que la ville de Paris, dotée d'un magnifique réseau d'égouts et d'une large canalisation d'eau alimentaire, ne compte pas parmi les villes où la salubrité semble la plus satisfaisante. Les cas de fièvre typhoïde et de diphtérie y sont plus fréquents que dans d'autres grandes villes d'Europe, toutes proportions gardées quant au nombre des habitants.

La mortalité, à Londres, n'accuse que 23 décès pour 1000 habitants, celle de Paris, depuis 20 ans, reste de 25 décès pour 1000 habitants.

Les décès occasionnés par la dothiénentérie sont de 70 à 75 pour 100.000 habitants à Paris et de 26 seulement à Londres, soit le 1/3 de ceux de la population parisienne.

La diphthérie fait jusqu'à 75 victimes pour

100.000 habitants à Paris et 18 seulement à Londres, soit le 1/4 du chiffre de Paris.

Le problème du mode d'évacuation des vidanges se rattachait à la question d'assainissement de la Seine. L'expérience de Gennevilliers était de nature à bien fixer les idées sur les procédés à adopter pour arriver à ce résultat.

A la suite des travaux remarquables de MM. Bouley, Schlœsing, Marié-Davy, etc., toutes les commissions consultées avaient adopté l'irrigation sur terrain perméable comme le seul procédé pratique d'épuration des eaux d'égouts, mais des réserves avaient été faites sur l'addition possible des matières de vidanges aux égouts. Ces réserves se retrouvaient aussi dans les conclusions d'une commission dite des « Odeurs de Paris », nommée le 28 septembre 1880 par M. le Ministre de l'Agriculture et du Commerce.

Cette commission acceptait, il est vrai, dans les termes les plus explicites, l'épuration par le sol comme seule solution pratique de l'assainissement de la Seine ; elle signalait comme particulièrement favorables à cette destination les terrains domaniaux d'Achères.

Mais les réserves citées plus haut retardaient les approbations nécessaires, pour arriver à la purification complète du fleuve.

Il était donc utile, tant pour la salubrité intérieure que pour l'assainissement extérieur de

Paris, d'aborder franchement le problème de l'évacuation des immondices.

Aussi à la suite d'un savant rapport de M. le professeur Proust, corroboré de l'avis fortement motivé de MM. Bouley (de l'Institut) et Fauvel, inspecteur général des services sanitaires, la commission a déclaré que « les eaux d'égout de la ville de Paris, prises dans leur état actuel, c'est-à-dire contenant une forte proportion de matières excrémentitielles, pouvaient être soumises au procédé de l'épuration par le sol sans danger pour la santé publique ».

Les faits acquis à l'étranger dans les nombreuses fermes à eau d'égout toujours chargées de matières fécales, la pratique séculaire de l'emploi des fumiers organiques en agriculture, notamment des matières vertes, dans le nord et le midi de la France, les résultats obtenus à Gennevilliers avec les eaux d'égout qui renfermaient déjà 1/5 des matières excrémentitielles et enfin les progrès les plus récents de la science qui montrent dans l'aération et la dilution de puissants procédés d'atténuation des virus; tous ces faits ont été invoqués par les hygiénistes pour convaincre la majorité des membres de la commission.

C'était donc d'un seul coup écarter les appréhensions qu'avait pu faire naître au point de vue de la santé, la pratique de l'irrigation des eaux d'égout additionnées de matières de vidanges, et proclamer ainsi une fois de plus, la puissance et l'efficacité de l'épuration par le sol.

Les diverses sous-commissions firent alors de nombreuses visites dans le réseau d'égout de Paris, spécialement dans les galeries de l'hôtel des Invalides où, depuis plus de deux siècles, se pratique l'écoulement total des matières à l'égout. Des voyages d'études furent entrepris à Bruxelles, Amsterdam, Londres.

Les matières de vidanges devaient-elles être versées simplement à l'égout ou bien enfermées dans une canalisation spéciale. Ce point fut l'objet d'une savante discussion au sein de la commission.

Les adversaires de l'envoi des matières aux égouts ont fait ressortir les stagnations inévitables, suivant eux ; la fermentation qui en serait la conséquence fatale ; le dégagement, soit de gaz toxiques, soit de miasmes, qui sortant par les bouches d'égout viendraient empoisonner les maisons riveraines et leur communiquer la funeste influence de virus, qui, comme ceux du charbon, pourraient subsister indéfiniment dans le courant intermittent des eaux d'égout. Il est clair que personne ne songerait à admettre les matières de vidanges dans des égouts où la circulation ne serait pas assurée d'une manière permanente et continue, tant par la pente que par des chasses et des curages fréquents.

Ces mesures, d'ailleurs, sont indispensables en

tout état de cause pour assurer un bon fonctionnement des égouts, lesquels reçoivent toujours les eaux de la voie publique et les eaux ménagères, c'est-à-dire les substances excrémentitielles des chevaux, les liquides des urinoirs publics et toutes les matières si facilement putréfiables qui sortent des cuisines et des diverses salles de l'habitation.

Le secrétaire de la commission ajoute encore : « Quant aux virus des maladies infectieuses assez mal définis pour la plupart, tout le monde reconnaissait qu'il leur fallait un certain temps pour se développer et devenir nocifs ; si donc on les entraînait par l'eau hors de la ville avant cette limite où commence à se produire leur nocivité, tout danger serait évité.

Sous leur forme ordinaire de mycélium, ces virus étaient détruits ou atténués par l'influence de l'oxygène de l'air, toujours abondant dans les égouts bien ventilés ou dans les eaux animées d'un mouvement rapide. La fermentation elle-même les détruisait.

Sous la forme plus rare, mais plus résistante de spores, ces virus n'avaient aucune motilité. Ils ne pouvaient donc qu'être entraînés par le courant des eaux d'égout et balayés avec les eaux de lavage qui doivent passer quotidiennement, non-seulement sur le radier, mais aussi sur les parois.

Ces parois constamment humides retenaient, du

reste, toutes les poussières au lieu de les laisser s'envoler sur la voie publique.

Aucun fait applicable à des égouts convenablement tenus et recevant les matières de vidanges, ne pouvait être invoqué à l'appui de leur nocuité. »

En conséquence, le principe de l'écoulement direct à l'égout peut s'admettre ; il se pratique, d'ailleurs, depuis longtemps à Londres (1811) et dans un certain nombre de grandes villes (Edimbourg, Genève, Pesth, Rome, Berlin, Bruxelles, Madrid, Nancy, Saint-Etienne, Grenoble, Reims, etc.).

Y a-t-il lieu de craindre que les eaux du « Tout à l'égout » ne perdent pas du fait de l'irrigation sur les champs d'épandage, tous les schizophytes pathogènes qu'elles contiennent et qu'elles rassemblent ainsi sur le sol, les semences des maladies transmissibles par les déjections alvines? Cette objection n'est qu'une hypothèse, et nous dirons tout de suite qu'elle semble contredite par l'usage que l'on fait depuis un temps immémorial, dans certains pays, en Flandre, en Chine, des excréments humains pour la fécondation des terres.

Le sol de nos campagnes, depuis que Cérès a enseigné l'agriculture aux mortels, est infecté par le fumier et les engrais humains. Les populations rurales, ne sont pas, cependant, plus exposées aux maladies que les habitants des villes.

M. Pasteur, il est vrai, a constaté que les germes du charbon et de la septicémie ne disparaissaient pas avec les opérations ordinaires de la culture; ils conservaient leur vitalité au moins 12 ans.

Sur ce point essentiel, M. Bouley, ancien président de l'Académie des Sciences, fait en ce qui concerne les animaux, le rapprochement suivant (1).

« M. Pasteur a démontré le rôle des vers de terre dans la production du virus charbonneux. Mais, la peste, la morve, la clavelée, la péripneumonie contagieuse, si activement transmissibles pendant la vie, ne sortent pas de terre après l'enfouissement des cadavres qui en recèlent les germes. Il n'y a donc point de danger pour les animaux qui pacagent l'herbe des pâturages où des animaux morts ont été enfouis.

La peste ne sort pas de terre par le même mécanisme que le charbon et de fait il n'y a pas d'exemple que la terrible peste des bœufs qui faisait tant de victimes dans l'Europe occidentale soit jamais sortie des fosses d'enfouissement. »

M. Pasteur a fait des expériences dans la ferme de Rozières, aux environs de Senlis, où à la suite d'une grande épidémie de charbon, des troupeaux de moutons avaient été enfouis dans un coin du territoire de la ferme.

En 1886, le maire de cette localité, propriétaire de la ferme, écrit : « Pendant les années 1884-85-

1. *In Débats Parlementaires*, t. I., 1888.

86, il n'y a pas eu d'épizooties charbonneuses à Rozières et personne n'a succombé à la pustule maligne. Les bergers ont impunément conduit les troupeaux sur les champs maudits, et ils ont nourri bœufs, vaches, moutons, avec de la paille de blé ou d'avoine, des racines, des regains de luzerne ou de sainfoin, du trèfle ou de la vesce récoltés dans ces champs ou sur les fosses charbonneuses.

Dans le jardin d'une des fermes se trouvent deux grandes fosses, où ont été enfouis, antérieurement aux découvertes de M. Pasteur, quantité de cadavres charbonneux ; les légumes récoltés sur ces fosses sont utilisés par la ménagère de l'établissement pour l'alimentation du personnel.

Dans les débats parlementaires (années 1888-89, Sénat), nous trouvons l'exemple suivant cité par M. le professeur Cornil, sénateur.

Aux environs de Chartres, des moutons charbonneux furent enterrés dans des prés à 2 ou 3 mètres de profondeur. Des moutons y vinrent pacager. Aucun ne fut malade.

Avisé de ce fait M. Pasteur fit connaître que les moutons dont il s'agissait avaient dû être enterrés très profondément et que les spores n'avaient pu parvenir à la surface de la terre. Sur cet avis, les vétérinaires de Chartres enterrèrent alors leurs moutons, moins profondément, tout à fait à la surface du sol, et ils y firent de nouveau pacager des moutons. Aucun ne mourut.

M. le professeur Cornil ajoute alors : Ces moutons vécurent parce que les animaux charbonneux n'avaient pas été écorchés, ni leur sang répandu sur la terre. « Les bâtonnets du charbon contenus dans le sang des animaux enterrés n'avaient pas été mis en contact avec l'oxygène de l'air et étaient morts avant d'avoir pu former des spores qui sont les germes durables de la maladie. »

D'ailleurs, le faible développement de la maladie du charbon semble exclure volontiers toute préoccupation à son égard.

A Paris, en effet, on a compté seulement : 3 cas en 1883 ; 5 en 1884 ; 4 en 1885 ; 1 en 1886 ; 5 en 1887.

Le chiffre moyen pendant une période de 10 ans est de 4 par année.

Enfin, il est bon d'ajouter que l'inspection de la boucherie ne laisse passer aucun animal charbonneux sur le marché de la Villette ou aux Halles de Paris.

Quant au bacille de la fièvre typhoïde qui a tant préoccupé les hygiénistes, nous verrons plus tard qu'il ne se rencontre pas dans les eaux de drainage. Il est retenu par le sol. Mis ainsi dans l'impossibilité de nuire, il perd donc en réalité tout caractère offensif. Le bacille d'Eberth ne peut ni remonter à la surface du sol ni traverser les couches terrestres sous-jacentes pour pénétrer dans l'eau de drainage.

Cependant, M. Carl Fraenkel, préparateur de

M. le professeur Koch, a démontré que des bacilles typhiques mis dans un tube disposé à 3 ou 4 mètres sous la terre se retrouvaient vivants au bout de 5 ou 6 mois. Mais alors, dira-t-on : ce que les bacilles ne peuvent faire eux-mêmes les travaux de culture le feront à leur profit, et rien n'indique, qu'à un moment donné, les bacilles ne soient amenés de l'intérieur de la terre à la surface du sol. Dès lors comme ces bacilles peuvent être vivants (expérience de M. Carl Fraenkel), il y a lieu de se demander s'ils ne constituent pas un grand danger pour la santé publique.

Nous répondrons à cette objection que le sol des terrains d'épandage étant constamment humide, les germes nocifs y demeurent fixés et immobilisés. L'humidité permanente de ce sol, l'action des plantes viennent les soustraire aux courants atmosphériques.

Du reste, l'état sanitaire des villes, où depuis longtemps se pratiquent les irrigations à l'eau d'égoût (Milan, six siècles, Edimbourg, 90 ans, Berlin, 25 ans, Danzig 20, etc.), n'indique pas que cette crainte soit fondée.

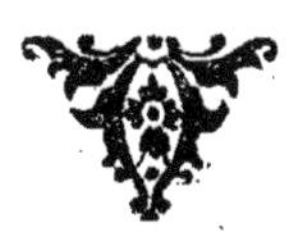

CHAPITRE VII

ÉPURATION ET UTILISATION AGRICOLE DES EAUX D'ÉGOUT.

Si l'on en croit M. Mille, ingénieur en chef des Ponts-et-Chaussées, en retraite, nous dit M. Bourneville (1), c'est aux compagnons de Saint-Bernard que l'on devrait l'application de l'utilisation agricole des eaux d'égout. C'est aux environs de Milan que ces expériences ont été commencées et elles se continuent depuis 6 siècles.

Ce n'est pas seulement Milan qui utilise ainsi ses eaux d'égout ; un grand nombre de villes ont suivi cet exemple : Novare, Florence ; 134 villes anglaises ; Lausanne, Berlin, Breslau, Francfort, Danzig, Munich. Enfin une quantité de villes des Etats-Unis.

Le sol destiné à l'épuration doit être perméa-

1. *Débats parlementaires*, 1888, tome I.

ble, composé de sable, de certaines parties de gravier, et contenir très peu d'argile.

D'après Belgrand, ce sol éminemment propre à l'épuration se rencontre dans tous les caps de la Seine.

Tandis que le filtrage est continu l'épuration, au contraire, doit être intermittente, lente, de façon à permettre au sol recevant toutes les eaux contaminées de la surface, de les contenir assez longtemps pour que l'oxygène de ce sol perméable puisse exercer son action comburante, sur les matières organiques des eaux d'épandage.

C'est un savant anglais, M. Frankland, qui le premier appela l'attention sur le pouvoir épurateur du sol.

Dans les *Débats parlementaires* (années 1888-1889, Sénat), nous trouvons un exposé très complet de cette question présentée à la Chambre Haute, par M. le professeur Cornil, sénateur.

Voici le résumé de ce savant rapport. M. Frankland disposa de grands tubes de verre de 2 à 3 mètres de haut et de 20 centimètres de diamètre, qu'il remplit avec de la terre arrangée comme elle l'est naturellement dans le sol. Variant suivant le cas, la qualité de cette terre, disposant du gravier au fond et du sable au-dessus, ou du sable uniquement ou enfin mêlant à ce sable des carbonates.

Puis il versa à l'extrémité supérieure de ces longs tubes, de l'eau d'égout chargée de matières fécales, telles que se présentent en Angleterre les eaux-vannes. Ayant observé, alors, les phénomènes qui se produisaient à l'intérieur, il vit que les eaux s'épuraient peu à peu en descendant.

Une première couche de terre devenait noirâtre, retenait une partie des matières étrangères contenues dans les dites eaux. L'eau qui traversait une deuxième couche était plus claire, et se présentait tout à fait pure au sortir du tube.

M. Schlæsing, répétant ces expériences, a trouvé que l'eau la plus horrible, la plus trouble, s'épure en traversant la terre.

Ces recherches ont permis de calculer la quantité de m^3 d'eaux d'égout qu'il faudrait distribuer sur un nombre donné d'hectares pour amener l'épuration complète des liquides résiduaires.

MM. Frankland, Schlæsing et MM. les Ingénieurs de la ville de Paris, constatèrent ainsi qu'il serait possible d'épurer de 40.000 à 100.000 m^3 d'eaux d'égout par hectare et par an ; cette quantité variant, d'ailleurs, suivant la nature du terrain.

Le sol de Gennevilliers et ceux des différents caps de la Seine ont un pouvoir épurateur moyen d'environ 50.000 m^3 par hectare et par an.

Ces chiffres n'ont rien de bien extraordinaire, puisqu'il existe des prairies où l'on répand jusqu'à 100.000 et 200.000 m^3 par an et par hectare.

On s'est demandé ce que devenaient les microorganismes (en particulier le bacille de la fièvre typhoïde) répandus à la surface du sol. Traversaient-ils ce sol avec l'eau de filtration ou étaient-ils retenus par lui ?

Après un certain nombre de savantes expériences réalisées par MM. Ogier, Pouchet et Grancher, voici les résultats définitifs obtenus par M. le professeur Grancher, médecin à l'hôpital des enfants (1) :

Trois cylindres de zinc, A. B. C. de 2 m. 50 de hauteur et de 0 m. 17 de diamètre furent fixés verticalement contre le mur du Laboratoire. L'extrémité inférieure de ces cylindres est terminée en cône et ouverte pour laisser passer l'eau de filtration. L'orifice est obturé par un bouchon de caoutchouc percé à son centre et traversé par un tube de verre : pour éviter que la terre entraînée vienne oblitérer ce tube, nous l'avons recouvert, à la surface profonde du bouchon, avec un morceau de tarlatane à mailles étroites ; un récipient placé sous le tube reçoit l'eau qui s'écoule après avoir traversé toute la hauteur du sol mis en expérience. Les cylindres A. B. C. sont percés de 20 en 20 centimètres de trous munis d'un ajutage, permettant à l'aide d'un bouchon perforé, d'enfoncer à travers le sol, de distance en distance, des drains en cuivre de 8 millimètres de diamètre et criblés eux-mêmes de trous de 2 millimètres. Ces drains sont destinés surtout à faciliter l'étude du chemi-

1. *In Recueil des travaux du comité consultatif d'hygiène publique de France*, tome XVIII.

nement des germes du haut en bas du cylindre, en permettant de prendre des échantillons de terre à diverses hauteurs. L'extrémité supérieure du cylindre est libre et surmontée d'un plateau qui reçoit un vase de Mariotte à l'aide duquel on règle à volonté le mode d'arrosage du sol. Chacun de ces tubes a été rempli de terre recueillie à Achères dans cinq sacs différents et à cinq étages successifs ; ces sacs numérotés nous ont permis de reconstituer approximativement, dans chaque cylindre, le sol même du terrain sur lequel il est question de déverser les eaux des égouts parisiens.

Voilà pour les dispositions générales communes aux trois cylindres A, B, C ; quelques autres dispositions sont spéciales à chacun d'eux :

Dans le cylindre A, la terre n'a point été tassée, mais seulement versée ; dans le cylindre B, la terre, à mesure qu'elle était versée, était comprimée à l'aide d'un pilon ; dans le cylindre C, la terre a subi la même compression ; en outre, avant toute expérience, elle a été arrosée avec 15 litres d'eau.

Dans les cylindres A, B, C, ainsi préparés, nous avons versé à la surface du sol qui les remplissait le contenu de deux tubes de culture de bacilles délayés, dans 50 centimètres d'eau stérilisée ; ces liquides renfermaient par milliers les bacilles d'Eberth.

Immédiatement après, on arrosait le sol selon un mode différent pour chaque cylindre. Dans le cylindre A, nous avons versé goutte à goutte, en 24 heures, 450 centimètres cubes d'eau, qui correspondent pour une période continue de 365 jours, à une colonne d'eau de 7 mètres environ ; dans le cylindre B, le même volume d'eau était versé dans l'espace d'une heure ; dans le cylindre C, nous arrosions le sol ensemencé de bacilles avec deux litres d'eau versés matin et soir, en une seule fois.

Dans les trois cylindres, chacun des modes d'irrigation a été maintenu pendant plusieurs jours, puis suspendu et repris lorsque l'écoulement avait cessé au bas du cylindre.

Une deuxième remarque : pour ne pas trop compliquer un problème déjà trop complexe, l'eau d'arrosage a toujours été préalablement stérilisée.

La recherche du bacille a été toujours pratiquée selon les méthodes classiques ; quelques gouttes d'eau recueillies dans le récipient après filtration servaient à préparer des plaques gélatinées et phéniquées : trois ou quatre jours après, les colonies sont examinées, et celles qui offrent quelque ressemblance avec la colonie bien connue du bacille typhique sont étudiées au microscope, puis ensemencées, pour contrôle, sur gélatine et sur pommes de terre.

L'eau qui a filtré dans le cylindre A a servi à préparer onze plaques à des dates diverses : *aucune d'elles ne contenait le bacille d'Eberth.*

L'eau qui a filtré dans le cylindre B a servi à

préparer huit plaques : *aucune ne contenait le bacille d'Eberth*.

L'eau qui a filtré dans le cylindre C a servi à préparer quinze plaques : *aucune ne contenait le bacille d'Eberth*.

Dans le cours de ces recherches qui ont duré deux mois, le sol du cylindre A a été examiné au niveau de chacun de ses six drains. Quelques bacilles typhiques ont été rencontrés au niveau du premier et du second drain, c'est-à-dire à 20 et à 40 centimètres au-dessous de la surface d'irrigation.

Dans cette expérience le sol d'Achères s'est dès lors comporté comme un bon filtre à l'égard du bacille typhique.

M. le professeur Cornil ajoute : « ce sol est donc devenu tout à fait imperméable aux microbes à une profondeur donnée.

Lorsqu'on prélève à l'aide d'un perforateur un échantillon de terre recueillie à un mètre de profondeur et qu'on l'examine au point de vue des micro-organismes, on n'en trouve pas. On ne peut retrouver aucun de ceux qui ont été semés à la surface de la terre : ces microbes ne passent pas dans l'eau des drains qui emportent l'eau versée à l'état d'eau d'égout à la surface.

Après avoir filtré à travers un mètre ou un mètre et demi de terre, cette eau impure apparaît tout à fait nette, claire, ne contenant presque pas de micro-organismes et *notamment aucun de ceux qui ont été semés à la surface;* ils sont restés en route à 30, 40, 50 centimètres au-dessous de la surface du sol.

Ils ne sont pas détruits, mais pour ainsi dire enterrés, et le sol est leur cimetière.

Ces expériences ont été répétées, en plus grand, dans des cases qui existent à Gennevilliers et où l'on faisait autrefois des épurations chimiques.

Ces cases, fermées à leur partie inférieure par un béton imperméable, sont étanches et remplies avec de la terre de Gennevilliers. Elles ont une surface de 5 ares et une profondeur analogue à celle de la terre de la localité, c'est-à-dire 2 mètres à 2 mètres 1/2.

Sur cette terre on a répandu en très grande quantité des eaux d'égout pendant un certain nombre de jours, pendant plusieurs mois même.

L'eau recueillie à la partie inférieure a été trouvée absolument pure » (Aujourd'hui, cette eau irrigue une cressonnière).

Nous donnons plus loin les résultats des analyses chimiques et bactériologiques de l'eau de drainage, d'après M. Cornil : « Les micro-organismes qui s'y rencontrent ne viennent pas de la surface irriguée puisque les microbes ne passent pas dans les couches profondes ; ceux qu'on y trouve émanent accidentellement de l'air et des berges du terrain dans lequel coule cette eau.

Tandis que l'analyse chimique de l'eau d'égout donne une proportion considérable d'azote, une proportion énorme de matières organiques en suspension et en dissolution, beaucoup de potasse et de sels de tous genres, les eaux des drains contiennent très peu d'azote, environ 1 milligramme par litre, quelquefois moins encore ; en outre, elles ne renferment que des substances dissoutes ; il n'y a pas de matières en suspension.

Quels phénomènes se passent dans le sol ? Il existe déjà à sa surface des micro-organismes ; toutes les fois qu'on cultive, on ajoute des fumiers de nature quelconque, fumier de ferme, fumier des rues de Paris ou gadoue, engrais humain ou fumier flamand, soit enfin des matières d'égout ou n'importe quel autre engrais. Dans toutes ces terres, quelles qu'elles soient, même dans les forêts incultes, la parcelle la plus infinitésimale contient une quantité considérable de matières organiques et de micro-organismes ; l'humus est composé de débris de végétaux et d'une grande quantité de micro-organismes et de matières azotées. Les eaux que nous buvons traversent les terres, sortent pures, et la nappe souterraine n'est pas souillée. La terre a servi de filtre naturel. MM. Pasteur et Joubert ont reconnu la pureté parfaite des eaux de sources et l'absence de tous les microbes dans les liquides au point d'émergence des sources.

Ainsi un puits, en communication avec la nappe souterraine à 2 ou 3 mètres au-dessous du sol ne sera contaminé que, s'il y tombe par l'intermédiaire de l'air, des micro-organismes, ou s'il se produit des infiltrations provenant de fosses à purin non étanches ou de puisards. Un puits peut alors être contaminé par voisinage.

Donc sol des rues et terres arables contiennent une quantité considérable de microbes.

Ces micro-organismes existent surtout à la surface du sol. On peut les classer, les diviser en catégories. Il y a des microbes tout à fait inoffensifs et dont on ne connaît pas toutes les propriétés, il en existe d'autres dont on connaît mieux les qualités.

Les espèces pathogènes seules nous intéressent au point de vue de la santé publique.

Mais les espèces zymogènes sont très importantes, en raison de ce qui se passe à la surface du sol quand on y répand des eaux-vannes, des eaux-d'égout.

En effet, c'est par leur intermédiaire que se produit ce phénomène si remarquable de la nitrification des matières azotées ; ce phénomène qui aboutit à transformer l'azote insoluble en azote soluble, c'est-à-dire en nitrate, nitrate d'ammoniaque, de chaux, de potasse, etc., qui se dissolvent et qui, dès lors, peuvent filtrer avec plus de facilité à travers le sol et être emportés par les eaux (MM. Schlœsing et Müntz).

Ce phénomène ne reconnaît pas pour cause un seul micro-organisme, ainsi que l'avaient pensé ces savants, mais une grande quantité d'espèces différentes.

Les espèces pathogènes sont très nombreuses. Les principales, celles qui interviennent dans les maladies de l'homme, sont les micro-organismes de la fièvre typhoïde, du choléra, les micro-organismes de la suppuration, ceux qui déterminent le tétanos, etc. Avec gros comme un pois de parcelle du sol recueillie dans un jardin, dans une forêt ou dans une rue, dans n'importe quel endroit aussi bien que dans les terres fumées, on peut fréquemment produire le tétanos chez les animaux ; il suffit de leur insérer un peu de cette terre sous la peau.

Pour l'homme et les plaies de l'homme, on sait que les plaies lorsqu'elles sont souillées par la terre, lorsque des parties de chair mises à nu ont été en contact prolongé avec elle, peuvent donner lieu à une gangrène et à une gangrène mortelle, parce que la terre renferme souvent des micro-organismes de la septicémie ou de l'œdème malin.

Quelle que soit donc la provenance de la terre il y a un certain danger dans le contact.

Nous rapprochons volontiers ces dangers de toute terre, avec ceux qui résultent de la culture sur des terres fumées par les eaux d'égout ».

D'autres moyens ont été proposés pour épurer les eaux du « Tout à l'égout ».

Si nous consultons sur cet objet, le savant rapport de M. le professeur Proust, nous trouvons que les procédés d'épuration rentrent dans les systèmes suivants :

1° Epuration mécanique ;

2° Epuration chimique (1) ;

3° Epuration par le sol.

Enfin un système mixte qui débarrasse d'abord mécaniquement les eaux d'égout de leurs matières lourdes et peu fertilisantes, avant de les livrer à l'agriculture.

Le premier procédé comprend une série d'opérations : barrage, filtration, décantation.

Les agents du procédé chimique sont très nombreux : sulfate d'alumine, chaux vive, hypochlorite de chaux, phosphate de chaux, charbon sous plusieurs formes. Ils tendent tous à précipiter les matières organiques dissoutes, le magma recueilli au fond des bassins étant utilisé ensuite comme engrais. Le sulfate d'alumine, le meilleur de tous ces réactifs produit une sorte de collage, mais des substances organiques restent dissoutes dans l'eau.

C'est donc, dit M. le professeur Proust, bien moins un procédé d'épuration qu'un moyen de clarification.

En définitive, par l'emploi des deux systèmes qui précèdent (mécanique et chimique), on arrive bien à débarrasser les eaux des matières en suspension, sans leur enlever, toutefois, les matières en dissolution.

1. M. Buisine, professeur à la Faculté des sciences de Lille, a proposé l'emploi du sulfate ferrique.

Ces dernières restent alors dans des eaux que l'on croirait pures, mais qui, en réalité, seraient très dangereuses pour l'alimentation publique.

De plus, il y a un autre inconvénient.

L'azote organique qui reste encore dans les eaux ainsi épurées, constitue un des éléments principaux de la richesse agricole que l'on veut obtenir par la purification et l'utilisation complète des eaux d'égoût.

Quant au procédé mixte qui consiste à débarrasser les eaux par des dépôts ou filtrations avant de les utiliser en irrigation, il paraît n'avoir aucun avantage.

Il ne reste donc que le procédé déjà décrit de purification des eaux par l'action du sol (1).

En somme, dit M. le professeur Cornil, il paraît démontré que les microbes pathogènes, s'il en existe à la surface des champs d'épandage, ne peuvent pas du fait de l'épuration pénétrer dans le drainage souterrain, lorsque ce dernier est placé à 1 m. 50 ou 2 mètres de profondeur.

D'autre part, les données relatives à l'épuration des eaux d'égout, aux modifications qui se passent à la surface du sol, à la nitrification qui dé-

1. Nous ne citerons que pour mémoire, l'épuration des eaux d'égout et de matières de vidanges par l'électrolyse (système Hermite).

Ce procédé est actuellement l'objet d'études et d'expériences.

En attendant l'application en grand de ce système, et surtout les résultats des examens bactériologiques, nous suspendrons tout jugement.

truit les substances organiques, au rôle et au transport des micro-organismes, à la pureté en microbes des eaux des drains, sont des faits rigoureusement scientifiques et qu'il n'est pas possible de mettre en doute (Avis conforme de MM. Schlæsing, Koch, Van Ermengen, professeur d'hygiène à l'Université de Gand ; Flugge, professeur d'hygiène à Breslau ; de Smet, professeur d'hygiène à l'Université de Bruxelles ; Müntz et Girard, professeurs à l'Institut agronomique; Corfield, professeur d'hygiène à University College) (1).

Les craintes les plus vives ont été manifestées au sujet de l'ingestion des légumes provenant des champs irrigués par les eaux d'égout mélangées de matières fécales. Il nous paraît, cependant, qu'en cette circonstance, on a trop oublié que les fumiers, l'engrais humain, les gadoues, etc., qui renferment des quantités innombrables de microbes de toutes sortes sont chaque jour employés pour la culture et l'horticulture. Les produits des champs et des jardins ainsi cultivés sont apportés sur nos marchés et répartis dans les familles.

Si nous avions à comparer, dit M. Cornil, « le système de l'épandage des eaux d'égout et l'emploi agricole des gadoues des villes (gadoues vertes ou fraîches et gadoues noires et putréfiées), nous donnerions incomparablement l'avantage au premier. Les gadoues, surtout si l'on y joint tous les détritus mis dans les paniers à ordures, con-

1. *Débats parlementaires*, 1889.

tiennent au moins autant de germes infectieux que les vidanges ; elles sont transportées sur des voitures qui sèment une partie de leur contenu sur la voie publique. Leur poussière se mêle à l'air des rues.

Lorsqu'elles sont entassées, en dépôt, elles se dessèchent à la surface et le vent les emporte. Leur odeur est nauséeuse.

Leur transport, leur épandage sur la terre, présentent les dangers qu'offrent toutes les matières desséchées voltigeant dans la poussière, tandis qu'au contraire les microbes contenus dans l'eau en circulation, ou dans l'eau d'égout qui est épandue, ne peuvent en *sortir ni se répandre dans l'air* ».

M. Miquel a vérifié que l'eau évaporée de la surface du sol n'entraîne jamais de schizophytes, que les bactéries[1] sont fortement retenues dans les liquides qu'elles infectent et dans les substances qu'elles pénètrent. Pour passer à l'état de germes errants, aériens, les liquides qu'elles habitent doivent s'évaporer entièrement et les substances où elles se sont établies doivent se réduire en poussière fine et sèche.

Cette savante observation expliquerait, sans doute, les recrudescences de bactéries atmosphériques constatées pendant la sécheresse.

On a dit que les légumes de Gennevilliers étaient de qualité inférieure à ceux de même espèce cultivés avec d'autres fumiers.

Il a été constaté, M. le professeur Cornil est de cet avis, qu'ils étaient très beaux et bons. Leur examen microbiologique, dit ce savant maître, les ensemencements de la pulpe de navets, carottes, oignons, etc., ne contenaient aucun microbe susceptible de pulluler sur des milieux nutritifs appropriés.

Nous donnons ci-après les résultats des expériences faites par M. le professeur Grancher, en vue de répondre à la question suivante posée par le Comité consultatif d'hygiène publique de France :

« Les germes pathogènes répandus sur un sol en culture pénètrent-ils dans la pulpe des fruits ou légumes et peuvent-ils en rendre la consommation dangereuse pour la santé publique? »

Dans un châssis de bois, plein de terreau préparé pour la culture et divisé en compartiments complètement isolés, nous avons ensemencé le 9 avril des graines de radis, de salades et de carottes. Ces graines ont été arrosées séance tenante dans un des compartiments avec de l'eau stérilisée chargée de bacilles typhiques, et du 9 mai au 10 juin, cet arrosage a été répété dans les mêmes conditions. Dans le compartiment voisin, les mêmes légumes ensemencés le même jour ont été arrosés avec de l'eau ordinaire : les deux ordres de culture ont été d'ailleurs traités de la même façon. Les graines ont également bien poussé dans les deux compartiments. La recherche des bacilles typhiques dans la pulpe des radis et dans la côte des salades a été faite le 21 et le 22 mai et le 6 juin; huit plaques ont été préparées : *Aucune d'elles ne contenait le bacille d'Eberth* (1).

D'autre part, la recherche des microbes communs faite sur des radis et carottes du jardin de l'hôpital des enfants malades, sur des radis, des carottes, des asperges provenant du jardin de la ville à Gennevilliers, a été également négative. Nous avons ensemencé 46 tubes et 20 ballons, sans que la gélatine des tubes ou les liquides des ballons se soient troublés à l'étuve.

Cependant avec un radis provenant du jardin de l'hôpital, la culture a été fertile. Il est très probable que la pulpe de ce radis était déjà altérée avant l'ensemencement.

En résumé, la pulpe des légumes (radis, salades, carottes), qui ont poussé dans un sol arrosé de bacille typhique, ne contient pas ce bacille.

Ces faits, ajoute M. le professeur Cornil « correspondent naturellement avec tout ce que M. Pasteur a appris sur la résistance des tissus vivants à l'entrée des micro-organismes ».

1. *In Recueil des Travaux du comité consultatif d'hygiène publique de France*, tome XVIII.

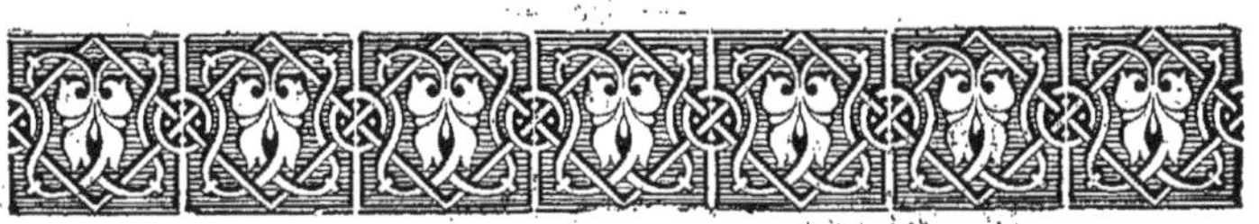

CHAPITRE VIII

GENNEVILLIERS. — TOPOGRAPHIE. — DESCRIPTION DE SON ORGANISME. — RÉSULTATS AGRICOLES. — ANALYSES DES EAUX DE DRAINAGES. — STATISTIQUE.

La presqu'île de Gennevilliers, située au N. de Paris, dans une boucle que fait la Seine, comprend une vaste surface qui s'étend depuis Asnières en amont jusqu'à Argenteuil en aval.

La petite ville de Gennevilliers est à peu près au centre de cette terrasse, composée suivant M. Jacquot, de sable et de gravier roulé qui pro-

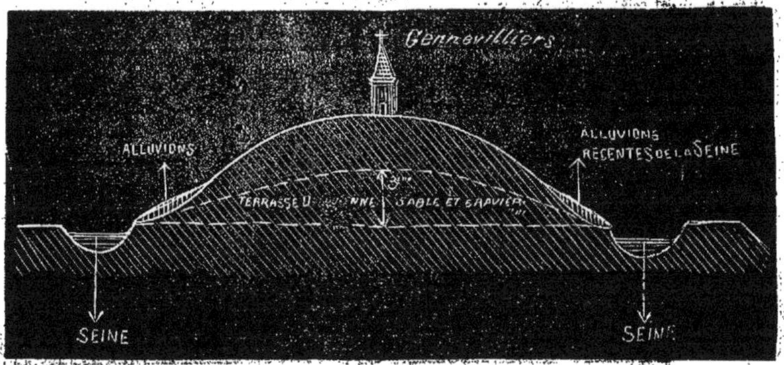

viennent du creusement de la vallée de la Seine. Les silex de la craie en constituent la masse principale, mais le sable est calcarifère. La terrasse est entourée par les alluvions récentes de la Seine, qui consistent en limon argileux et qui forment comme le fleuve lui-même une sorte de ceinture. Cette ceinture d'alluvions, postérieure à la formation de la terrasse, ne figure qu'à sa base et ne pénètre pas dans l'intérieur du coteau. Le sol de la terrasse est essentiellement perméable et ne présente d'ailleurs que des pentes insignifiantes. En raison de cette disposition, les eaux s'accumulent sur cette terrasse et finissent par saturer le sol en y formant une nappe qui, au niveau de la Seine, est à la périphérie de la terrasse, mais qui se relève dans la partie culminante. La flèche serait d'envi-

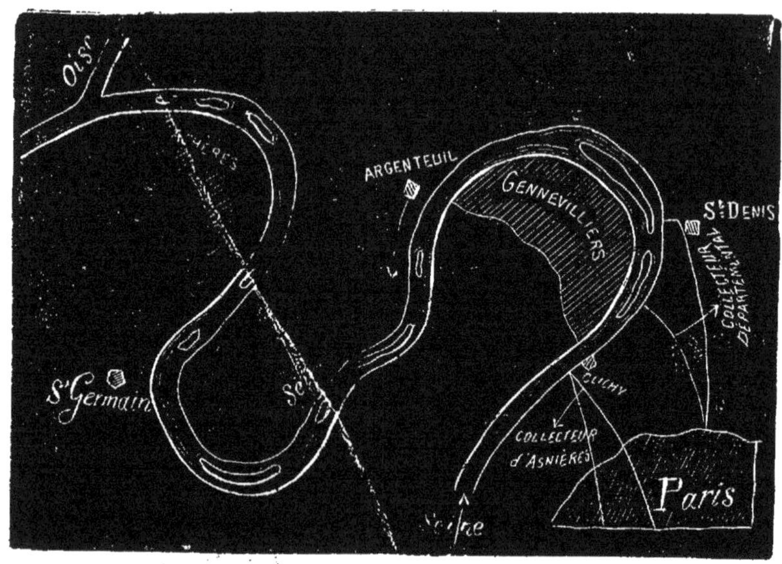

ron 3 mètres. La distance de la surface du sol au niveau de la nappe souterraine n'est pas constante ;

variant avec les saisons, elle est fonction de l'intensité des précipitations atmosphériques, et elle est d'autant moindre que ces dernières sont plus abondantes (Renseignements extraits d'un rapport de M. Ogier, membre du Comité consultatif d'hygiène publique de France).

Les terrains destinés à l'épandage sont disposés en petits billons de 0 m. 60 de largeur, séparés par des rigoles. L'eau est répandue au fond de ces rigoles successivement, petit à petit, de manière à ne pas inonder le sol.

Les parties solides tenues en suspension se déposent au fond de ces conduites où elles sont reprises par les binages et les labours.

Une partie de cette eau est absorbée par le sol et la végétation, l'autre partie traverse la couche filtrante.

M. Alphand a fait remarquer que, dans les terrains d'épandage, la filtration des liquides et la diffusion des bactéries se faisaient non-seulement dans le sens vertical, mais encore suivant une direction oblique, ce qui retardait le moment où les eaux aboutissaient soit aux drains, soit à la nappe souterraine, et devait avoir pour résultat de rendre plus parfaite l'épuration par le sol.

Le terrain de Gennevilliers, ainsi préparé, reçoit les eaux d'égout destinées à l'irrigation de deux sources différentes. Les unes, provenant du collecteur de Saint-Ouen, arrivent à Gennevilliers par l'effet seul de la pente de ce collecteur. Elles traversent le fleuve au pont de Saint-Ouen. Les autres captées au débouché en Seine du grand collecteur de Clichy, sont refoulées par des machines élévatoires, dans des conduites en fonte de 1 mètre de diamètre, qui les dirigent sur les terrains d'épandage.

Cette canalisation franchit le fleuve sous les tabliers des trois ponts d'Asnières.

Ces eaux sont réparties sur le sol, par des conduites maîtresses, en maçonnerie ou en béton, de 1 mètre de diamètre, et un réseau de tuyaux de distribution de 0 m. 60 à 0 m. 45 de diamètre.

La longueur totale de la canalisation établie dans la plaine de Gennevilliers est de 49 kilomètres environ.

La distribution des eaux s'opère à l'aide de 809 bouches fermées par des clapets à vis.

Le bourrelet d'argile dont nous avons signalé l'existence autour de la presqu'île atteint une largeur de 100 à 300 mètres.

Cette ceinture imperméable force la nappe souterraine à se mettre en charge dans l'intérieur. Aussi pour éviter sa montée et assurer une épaisseur suffisante de sol filtrant (2 m. 50 au minimum, 4 mètres au maximum), MM. les ingénieurs de la ville de Paris ont-ils été obligés, en vue de rendre possibles les irrigations à l'eau d'égout, d'établir tout un système de drainage.

Nous trouvons dans l'*Hydraulique agricole*, de M. A. Durand-Claye et Launay, la description complète de cet appareil, composé : 1° « de conduites pleines en béton moulé de 0 m. 45 de diamètre, formant collecteurs destinés à traverser jusqu'à la Seine le bourrelet imperméable qui entoure la presqu'île ; 2° de drains qui amènent l'eau à ces collecteurs et qui sont les uns en tuyaux de béton de même diamètre, mais perforés, les autres en poterie perforée de 0 m. 30 de diamètre.

Ces drains, établis à 4 mètres de profondeur moyenne au-dessous du sol, sont au nombre de six : un drain de ceinture qui entoure la ville au centre de la plaine et cinq drains à 2 kilomètres environ les uns des autres, disposés suivant les rayons du demi-cercle que forme la Seine autour de la presqu'île ; leur pente est de 0 m. 001 par mètre.

La longueur totale de ces drains est de 10.724 mètres.

Grâce à la présence de cet appareil de drainage, grâce aussi à l'énergie de l'évaporation par le sol et par la végétation, le résultat cherché a été obtenu, et l'épaisseur de la masse filtrante demeure au voisinage de 3 mètres.

Le plan ci-joint donnera d'ailleurs, mieux que toute description, une idée très exacte de l'organisme compliqué que présente la plaine de Gennevilliers.

Les conduites teintées en bleu amènent les eaux d'égout avec toutes les impuretés qu'elles renferment ; répandues sur les rigoles qui séparent les billons, et seulement au fur et à mesure des besoins de la végétation, ces eaux filtrent à travers le sol, lentement, et en sortent par les drains teintés en rouge, sous les apparences d'une eau limpide, absolument agréable à voir.

Tel est au moins l'aspect que présente la petite rivière située en bordure de la Seine, tout à fait à l'extrémité du Jardin modèle de la Ville de Paris, à Asnières.

Cette rivière alimentée par l'eau du drain d'Asnières, coule sur un fond de sable, dont on aperçoit les moindres saillies grâce à la limpidité parfaite de la nappe liquide.

Si l'eau des drains, quoique plus pure en microbes que celle de la Vanne, n'était en réalité un peu dure, volontiers nous la représenterions comme très propre à l'alimentation.

Certaines eaux de puits desquelles l'eau des drains se rapproche le plus et qui, cependant, sont utilisées par les populations, ne nous paraissent pas préférables à celles des drains de Gennevilliers.

Nous donnons ci-après les analyses des eaux du drain d'Asnières.

(1). ***Analyse chimique de l'un des drains*** (Drain des Gresillons à Asnières), moyenne 1887 à 1892 (6 ans), longueur 1308 mètres.

Degré hydrotimétrique		Chaux		Chlore	Matière organique	Azote nitrique	Acide sulfurique	Résidu sec à 180°	Matière volatile
Total	Après ébull.	Total	Carbon. alc. terr.						
58°	31°	293mg	172mg	71mg	1 mg4	20mg7	202mg	983mg	214mg

Analyse chimique complète des eaux de drainage, moyenne 1892 (Drain d'Asnières)

Acide carbonique total	300 mg.	8
Matière organique (en oxygène)	1	3
Azote organique	0	6
Carbonate alcal. terr. (en acide carbonique)	133	4
Degré hydrotimétrique total	57	
— — après ébullition	30	5
Acide carbonique demi-combiné	133	4
— sulfurique	211	9
— azotique	85	9
Chlore	69	0
Silice	10	9
Acide phosphorique	»	
Chaux	294	0
Magnésie	31	5
Oxyde de fer } Alumine }	0	9
Potassium	15	5
Sodium	48	9

1. *Annuaire de Montsouris*, 1894.

Eaux d'égout et de drainage. Moyenne de 1892.

	Degré hydrotimétrique		Chaux		Chlore	Matière organique	Azote			Acide sulfurique	Résidu sec à 180°	Matière volatile
	Total	après ébull.	Total	Carb. alc terr.			Nitrique	Amm.	Org.			
Moyenne des 2 collecteurs	44	20	208	183	75	46.3	1.0	24.8	5 8	173	820	245
Moyenne des drains	57	32	305	168	70	1.3	23.1	»	»	214	989	232
Moyenne des égouts 1887 à 1892	44	20	206	190	78	46.6	4.6	23.8	4.1	150	757	183
Moyenne des drains 1887-1892	60	33	308	169	72	1.5	21.5	»	»	216	1019	228

D'après les moyennes des expériences faites à Montsouris l'eau du drain d'Asnières ne contiendrait plus que 2000 bactéries par cm^3, tandis que sous le même volume la Seine à Corbeil en renferme 97.500 ; au pont d'Austerlitz 150.000 ; au pont de l'Alma 370.000 ; à Boulogne 366.000 ; à Asnières 452.500 ; à Saint-Ouen 2.210.000 ; à Argenteuil 4. 132.000.

Les premiers essais d'irrigation remontent à l'année 1869. Les débuts, très difficiles, et d'ailleurs promptement interrompus en raison des évènements de 1870-71, furent repris en 1872. Six hectares étaient alors irrigués ; puis 51 en 1872 ; 295 en 1876 ; 450 en 1880 ; 616 en 1884 ; 800 en 1894.

Les quantités d'eaux d'égout déversées ont suivi cette progression 1.765. 621 m^3 en 1872 ; puis successivement ; 10.661. 224 en 1876 ; 15.040. 645 en 1880 ; 22.893. 492 en 1884 ; 25.841. 896 en 1887 ; 30.778 669 en 1890. 36 millions environ en 1893.

En 1890, les machines élévatoires de Clichy ont fourni 18.506. 083 m^3 et la dérivation de Saint-Ouen 12.272. 586m^3. Dans le courant de cette même année le maximum du cube déversé s'est produit en août (3.667. 602 m^3) et le minimum en février (1.669. 519 m^3).

De 1872 à fin 1891 il a été versé 405 millions de m^3 sur la plaine de Gennevilliers. En 1891, le maximum du cube déversé a eu lieu en juillet (3.957.000) et le minimum en mars (1.700.000).

En définitive, la dose moyenne d'eau d'égoût consommée à l'hectare et par an est d'environ 40.000 m^3, ou une épaisseur d'eau de 4 mètres annuellement, épaisseur à laquelle les précipitations atmosphériques viennent encore s'ajouter pour 0 m. 56.

Les terrains cependant malgré ce chiffre élevé ne sont point saturés, ils n'ont rien perdu de leur pouvoir épurateur depuis plus de 25 ans que se pratiquent les irrigations.

A ce système merveilleux d'épuration des eaux d'égout, mélangées de matières fécales et de l'utilisation agricole de ces eaux on a tout reproché. N'a-t-on même pas dit que l'hiver les irrigations ne se poursuivaient pas ? Pourquoi en serait-il ainsi à Gennevilliers puisqu'en tout temps elles se continuent à Danzig où la température descend jusqu'à — 23°.

Il nous a été certifié à Gennevilliers même, le 5 février 1894, que ce jour-là 110.000 m³ avaient été distribués sur la plaine.

Par contre à Athènes où la température s'élève en été à 50°, au soleil, les irrigations se poursuivent sans interruption.

On trouvera plus loin les résultats que nous avons recueillis sur l'état sanitaire de Gennevilliers. On verra qu'au point de vue hygiénique la pratique de l'épandage ne constitue pas un péril pour les populations soumises à son influence.

Mais voici quelques renseignements qui démontreront que les irrigations de cette presqu'île ont amené une prospérité jusqu'alors inconnue.

En 1869, les terrains de Gennevilliers se vendaient 250 à 400 francs l'hectare, prix des terres les plus pauvres de France. Actuellement la valeur du fond est de 10 à 12.000 francs l'hectare ; dans quelques transactions cette valeur s'est élevée jusqu'à 15 et 18.000 francs.

La valeur locative des terrains qui n'était autrefois que de 90 à 150 francs l'hectare est aujourd'hui de 5 à 600 dans tout le périmètre irrigué.

Leur rendement, à l'hectare, varie de 3 à 10.000 francs selon que ces terrains sont cultivés en céréales ou en produits horticoles (asperges, artichauts, etc.).

Il est fait ordinairement trois récoltes chaque année.

La luzerne produit quatre coupes ; les prairies en donnent cinq.

Les plantes pour la distillation, menthe, absinthe, angélique, s'y développent bien.

Tous les documents consultés sur place, toutes les statistiques s'accordent à démontrer que la situation sanitaire loin de s'être aggravée s'est plutôt améliorée depuis le fonctionnement du système d'irrigation.

La population de Gennevilliers s'est accrue entre les deux recensements de 1876 et 1886, de 86 0/0, par suite de l'émigration d'un grand nombre de cultivateurs venus des pays voisins. Alors que le nombre de ses habitants ne s'élevait qu'à 4445 en 1886, il est actuellement (février 1894) de 5.810.

Tandis que la mortalité des jeunes enfants de moins d'un an atteint pour la France 17 à 18 0/0, elle ne dépasse pas aujourd'hui 13 0/0 dans la presqu'île de Gennevilliers. Voici à cet égard les chiffres relevés par la Commission de 1881 :

Gennevilliers. Mortalité pour 100 (Enfants de moins d'un an).

1860 à 1864	14.18
1865 à 1869	16.80
1870 à 1874	18.54
1875 à 1879	15.20
1880 à 1881	12.96

Les statistiques établies par M. Bertillon conduisent aux mêmes conclusions (*Revue scientifique,* t. XLI, 1886, p. 268).

Nous empruntons au même auteur les renseignements suivants qui portent sur les trois villes de Gennevilliers, d'Asnières et de Colombes, soumises à l'influence des irrigations.

Leur population totale, en 1888, était de 33.302 habitants. Elle est assez considérable, dit M. Bertillon, pour que les résultats d'une année puissent être instructifs.

Les chiffres trouvés ont été comparés à ceux des autres communes du Nord et de l'ouest de Paris. En regard ont été mis ceux qui sont relatifs à la ville de Paris.

Mortalité comparée de Gennevilliers, de l'arrondissement de Saint-Denis et de Paris.

Sur 10.000 habitants combien de décès en un an causés par chaque maladie.

Causes de décès	Moyenne de 1885 1886 et 1887			Année 1887			
	Gennevilliers	Clichy	Saint-Ouen	Gennevilliers Asnières Colombes.	Autres comm. de l'arrond St-Denis	Arrondissement de Saint-Denis	Ville de Paris
Fièvre typhoïde	6	4	9	7	7	7	6
Variole	3	3	2	4	4	4	2
Rougeole	4	11	11	3	9	8	7
Scarlatine	1	1	1	1	1	1	1
Coqueluche	2	4	2	»	3	3	2
Diphtérie	11	11	9	14	10	10	7
Tuberculose pulmonaire, etc	37	59	62	51	52	52	50
Tumeurs (cancer, etc)	6	8	7	9	9	8	11
Méningite simple	25	10	17	14	13	13	8
Apoplexie, paralysie, ramollissement.	24	16	11	23	21	21	14
Maladies organiques du cœur	18	13	14	12	14	14	13
Pneumonie et bronchite aiguë	24	28	31	24	36	35	25
Bronchite chronique	5	10	6	9	10	10	8
Diarrhée infantile, etc	29	46	47	20	32	31	8
Fièvre puerperale	1.5	1	4	2	2	2	1
Autres maladies puerpérales	»	1	0.6	»	2	2	0.4
Débilité congénitale	7	1	5	7	6	6	5
Sénilité	12	3	7	11	9	9	6
Suicides	1.5	4	3	6	5	5	4
Autres morts violentes	9	3	3.4	5	4	4	2.6
Autres causes de mort	30	48	29	37	41	41	41
Causes inconnues	5	4	2	1	2	3	2
TOTAL DES DÉCÈS	261	289	283	260	292	289	234

« Ce tableau montre que la fièvre typhoïde a exactement la même fréquence à Gennevilliers que dans les autres communes suburbaines. Nous insistons sur ce résultat parce que c'est la fièvre typhoïde que l'on soupçonne de pouvoir être propagée avec facilité par les irrigations.

La rougeole a été un peu plus rare à Gennevilliers, Asnières et Colombes, que dans le reste de l'arrondissement.

La variole, la scarlatine, la coqueluche sont exactement aussi répandues dans les unes que dans les autres. Le chiffre un peu élevé que l'on remarque pour la diphtérie dans la colonne 4 est dû à ce que cette maladie a été assez fréquente à Asnières et à Colombes en 1887, à Gennevilliers la moyenne normale n'a pas été dépassée.

La tuberculose des poumons et des autres organes si fréquente à Paris, l'est encore davantage dans la banlieue ; mais elle est notablement plus rare à Gennevilliers ; la méningite simple, si souvent confondue avec la méningite tuberculeuse, serait au contraire plus fréquente dans cette localité.

La fièvre puerpérale n'est ni plus fréquente, ni plus rare à Gennevilliers que dans les autres localités. Nous avons insisté sur les maladies épidémiques parce que ce sont elles surtout que l'on a redouté de voir propagées par les irrigations ; nous nous exposerions à des répétitions si nous continuions cette revue pour toutes les maladies. Aussi bien le lecteur peut-il la faire lui-même sur notre tableau. Il se convaincra que les maladies de toute nature ne sont pas plus fréquentes à Gennevilliers et lieux voisins que dans les autres localités de l'arrondissement de Saint-Denis.

Elles y sont même un peu plus rares, ce qui tient sans doute à ce que Gennevilliers, Asnières et Colombes ne sont pas des centres industriels comme Clichy et Saint-Denis, « on dira peut-être qu'à vrai dire, l'eau d'égout peut ne pas souiller l'air, mais qu'elle souille les légumes qu'elle arrose; que ce sont ces légumes qu'on doit mettre en suspicion légitime, que ces herbes transportées à Paris pour y être vendues peuvent être soupçonnées de porter sur elles quelques microbes malfaisants et de donner la fièvre typhoïde à ceux qui les mangent ; que c'est là que réside le danger, et que sur ce danger nos chiffres ne nous fournissent aucune lumière.

Mais je pense que le lieu du monde où l'on mange le plus de légumes de Gennevilliers doit être Gennevilliers lui-même et que même on n'y doit pas en manger d'autres.

Si donc il était vrai que ces légumes pussent être dangereux, nos chiffres recueillis pendant trois années de suite avec le plus grand soin nous en auraient dit quelque chose ; or, ils ne nous montrent rien de pareil.

Notre conclusion, alors, est que l'état sanitaire des localités arrosées par l'eau d'égout n'est depuis, trois ans, ni notablement meilleure ni pire que celui des autres localités du nord et de l'ouest de Paris ; que les maladies épidémiques notamment, n'y sont pas plus répandues, et que l'emploi de l'eau d'égout comme engrais n'exerce sur la santé publique aucune influence nuisible (1) ».

1. Dr Bertillon, *Revue scientifique*, mars 1888.

A cette statistique nous joindrons celle que nous avons relevée à Gennevilliers même, sur les documents qui nous ont été fournis par l'Administration municipale, en janvier 1894.

Gennevilliers (Population en 1894, 5.810 *habitants). Mortalité pendant les années* 1892 *et* 1893.

	1892	1893
Fièvre typhoïde	6	2
Variole	»	»
Rougeole	1	1
Scarlatine	2	»
Coqueluche	2	1
Diphthérie (croup, angine couenneuse)	2	1
Phtisie pulmonaire	21	24
Méningites tuberculeuses	4	6
Autres tuberculoses	3	4
Cancers et autres tumeurs	9	3
Méningite simple	»	»
Congestion, hémorrhagie cérébrale	8	5
Paralysie sans cause indiquée	»	»
Ramollissement cérébral	1	1
Maladies organiques du cœur	7	2
Bronchite aiguë	4	2
Bronchite chronique	»	1
Pneumonie, broncho-pneumonie	3	4
Diarrhée gastro-entérite, dysentérie	14	6
Choléra et maladies cholériformes	13	7
Fièvre et péritonite puerpérales	1	»
Autres affections puerpérales	»	1
Débilité congénitale, vice de conformation	16	6
Sénilité	5	4
Suicides	»	1
Autres morts violentes	2	4
Autres causes de mort	»	23
Causes restées inconnues	6	2
	131	111

Nous ferons remarquer en ce qui concerne les 13 cas de choléra et maladies cholériformes constatées en 1892, que Paris et sa banlieue ont été frappés cette même année par le réveil d'une épidémie cholériforme.

En 1892, la dyssenterie a atteint 5 enfants de moins de 1 an et 2 de 1 à 19 ans.

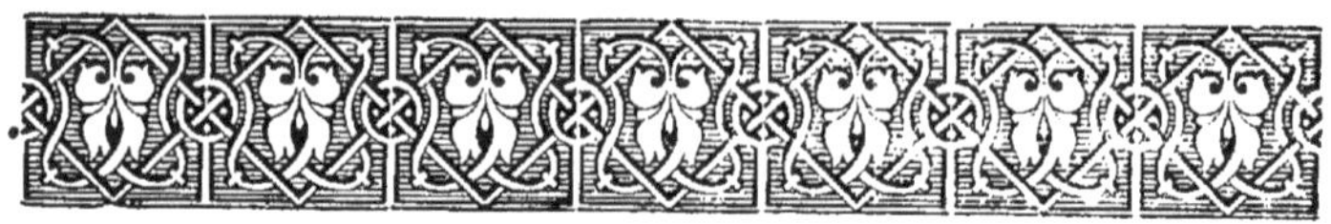

CONCLUSIONS

De ce qui précède il résulte que l'hygiène des localités n'a rien à perdre à l'adoption du système d'épandage et que l'assainissement de la Seine a tout à y gagner. Il nous semble donc naturel de formuler le vœu que le procédé des irrigations par infiltration, tel qu'il se pratique à Gennevilliers, se poursuive avec activité.

Seul, à notre avis, il permettra l'utilisation définitive et complète de l'ensemble des produits du « Tout à l'égout ».

Assurément, l'expérience de Gennevilliers est concluante et ses résultats de différents ordres en parfaite harmonie avec ceux qui ont été indiqués pour les villes étrangères, où le même procédé est adopté.

Toutefois, il convient de nous demander si l'excellence du système mise à part, il sera possible d'utiliser sur les terrains de Gennevilliers, d'Achères, de Saint-Germain, toutes les eaux des égouts de Paris, augmentées de celles qui en amont ou aval de la capitale se jettent dans la Seine et polluent son cours.

Ce problème n'intéresse pas que MM. les Ingénieurs de la ville de Paris. Les questions d'hygiène ont ceci de spécial, qu'elles empruntent à toutes les branches des connaissances humaines les éléments nécessaires à leurs solutions. Aussi croyons-nous devoir entrer encore dans quelques détails techniques faisant partie du domaine de l'art de l'Ingénieur.

Nous ne sortons, d'ailleurs, point du sujet que nous nous sommes tracé. Nous craindrions plutôt les reproches qui pourraient nous être adressés, si nous négligions de faire connaître notre avis sur les moyens à mettre en œuvre pour arriver à l'assainissement complet de la Seine.

La plaine de Gennevilliers avec ses 800 hectares n'utilise jusqu'ici que le 1/5 des eaux d'égout, soit environ 100.000 m³ par jour. 400.000 m³ se déversent en Seine.

Actuellement, pour utiliser la totalité des eaux d'égout, il faudrait donc une surface 5 fois plus grande, soit 4.000 hectares. Les terrains d'Achères et de Saint-Germain ne donneront pas au maximum 2.000 hectares, soit avec la surface de Gennevilliers 2.800 hectares. 1.200 hectares resteraient encore à trouver. Nous savons que d'après Belgrand, les autres boucles de la Seine (Poissy, Verneuil, les Mureaux, etc.), fournissent un sol tout à fait semblable à celui de Gennevilliers et, par conséquent, très propre à l'épuration des eaux d'égout. Il serait possible (MM. les Ingénieurs en ont la certitude) de trouver en ces points les terrains nécessaires à l'irrigation.

Nous ne doutons pas, en effet, de l'exactitude de leurs calculs ; mais dans une entreprise sanitaire d'une importance aussi considérable, il convient non-seulement de répondre aux exigences du présent, mais encore d'assurer l'avenir.

Or, si, aujourd'hui, les terrains de Gennevilliers ajoutés à ceux d'Achères et de Saint-Germain paraissent suffisants pour utiliser la totalité des eaux d'égout de Paris *seul*, nul doute que dans un avenir très rapproché, alors que le débit prévu et indiqué ailleurs (760.000 ^{m3}), aura été atteint, ils ne soient manifestement trop petits. Il faudra donc se préoccuper de répondre à ce besoin nouveau, et poursuivre plus loin les travaux de canalisation et d'irrigation qui seront la conséquence obligée du surcroît de débit des collecteurs. Pour Paris *seul*, ces derniers travaux ne nous paraissent pas devoir être la dernière étape.

Si on consulte le plan des égouts que nous avons annexé à ce travail, plan qui nous a été communiqué par l'Administration, il sera facile de constater que le collecteur Marceau qui recueille les eaux d'une surface de 3.545 hectares n'a qu'un débit de 2 ^{m3} 410 par seconde, bien inférieur à celui d'Asnières qui cependant ne recueille les eaux que d'un bassin moindre 2.526 hectares. Cette différence est intimement liée aux différences des densités de la population sur la rive gauche et sur la rive droite.

Mais si la rive gauche est moins habitée, il faut prévoir qu'à un moment donné, Paris grandissant sans cesse, le débit du bassin correspondant augmentera dans la même proportion et que le débit actuel du collecteur Marceau sera notablement augmenté.

S'il est difficile de fixer des chiffres, il n'est pas impossible de prévoir, cependant, qu'une ascension se produira, et qu'à une époque indéterminée, sans doute, il faudra faire face à des besoins nouveaux.

Ces faits se dégagent d'eux-mêmes de l'histoire de Paris, de ses accroissements successifs.

Pour fixer les idées, si nous assignions comme cube futur maximum du débit des collecteurs de Paris, le chiffre de 1.000.000 mètres par jour, nous serions peut-être au-dessous de la vérité.

Bien avant même d'arriver à ce débit maximum, il sera indispensable de construire des collecteurs nouveaux sur les deux rives. Cette nécessité s'impose déjà par certains temps d'orages, et la municipalité s'en préoccupe.

Si nous nous arrêtons à ce chiffre de 1.000.000 de m^3 par jour, nous verrons tout de suite que les 4.000 hectares indiqués plus haut deviennent insuffisants, et que d'après les calculs les plus optimistes il ne faudrait pas moins de 8.000 hectares pour assurer l'assainissement du fleuve en ce qui concerne la capitale *seule*.

Ce dernier nombre reste bien au-dessous de la vérité, si, comme le réclame l'hygiène, toutes les eaux résiduaires des communes qui entourent Paris doivent aussi subir le même traitement.

Il s'agit là de tous les détritus d'une population de plus de 600.000 habitants répartis à Villeneuve-Saint-Georges, Charenton, Ivry, etc., en amont, Meudon, Sèvres, Suresnes, etc., en aval.

Dans ces conditions et le problème ainsi posé nous croyons pour le présent et surtout pour l'avenir, que les étapes successives dans les diverses boucles de la Seine, ne fourniront pas la vraie solution.

Dès lors, proposerions-nous volontiers, non comme une critique au système de Gennevilliers, dont pour notre part, nous reconnaissons l'excellence à tous les points de vue, mais plus exactement pour répondre à toutes les exigences de l'avenir, nous proposerions la construction d'un canal, par exemple d'un canal vers la mer, avec des distributions latérales pour les besoins de l'agriculture, et l'irrigation définitive sur des dunes.

A cet égard, le projet de M. l'Ingénieur en chef Fournié, soumis à l'examen du Parlement, en 1888, nous paraît l'une des meilleures solutions du problème dont il s'agit.

En ce qui nous concerne, nous ne verrions aucun inconvénient à ce que cet immense travail fût décidé. Il ferait bonne figure parmi ceux qu'a vus notre siècle, et serait bien de nature, à l'exemple des grands monuments de l'Inde et de l'Egypte, à donner à nos descendants une idée des vastes préoccupations qui animèrent les savants, les ingénieurs et les hygiénistes de notre temps.

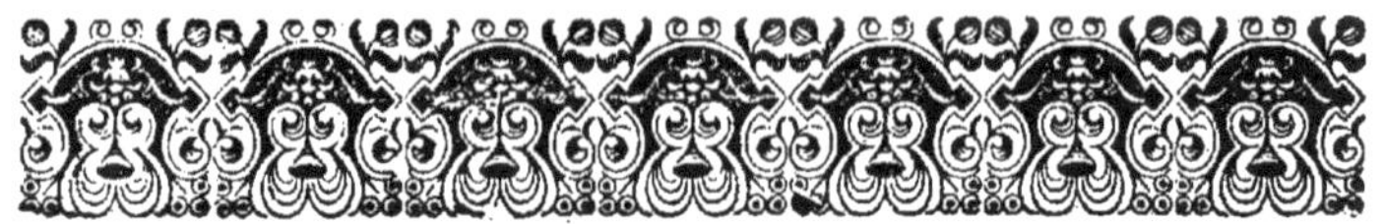

BIBLIOGRAPHIE

Annuaire de l'observatoire de Montsouris, 1894.

Arnould (J.). — Nouveaux éléments d'hygiène, 1889, Paris, in-8.

Annales d'hygiène publique et de médecine légale.

Baillon. — Traité de botanique médicale cryptogamique.

Beuner. — Sur la bactériologie du sol (Deutsch. med. Wochenschrift), 1886.

Bourneville. — Assainissement des villes et utilisation agricole des eaux d'égouts, Chaix, 1888.

Rapport fait au nom de la Commission chargée d'examiner le projet de loi ayant pour objet l'utilisation des eaux d'égout de Paris, et l'assainissement de la Seine.

Réimpression avec notes annexes supplémentaires (Paris-1888).

Bouchardat. — Traité d'hygiène publique et privée, 3e édit. Paris, 1887.

Rapport sur les progrès de l'hygiène civile. Paris, 1867.

Brunfaut (J.) — Les odeurs de Paris, 2e édit., 1882.

Bedoin. — Précis d'hygiène publique, 1891.

Commission technique de l'assainissement de Paris. Imprimerie Chaix.

Buisine. — Essai d'épuration des eaux d'égout.

Cornil. — Rapport au nom de la Commission chargée d'examiner le projet de loi adopté par la Chambre des Députés ayant pour objet l'utilisation agricole des eaux d'égout de Paris et l'assainissement de la Seine (1888).

Cornil. — Utilisation agricole des eaux d'égout à Berlin (broch. in-8, 1888).

Candolle (Lucien de). — Considérations sur la question de l'utilisation agricole des eaux d'égout à Genève, 1888.

Corfield. — Les maisons d'habitation selon les règles de l'hygiène, 1889.

Comité (Recueil des travaux du) consultatif d'hygiène publique de France, institué par le ministère de l'Intérieur.

Conseil d'hygiène publique et de salubrité du département de la Seine.

Travaux des commissions d'hygiène.

Rapport général, 1884-86.

Depasse. — Rapport à M. le Directeur des Travaux de Paris.

Dumesnil. — L'hygiène à Paris, 1890.

Dupuy (Ed.). — Manuel d'hygiène publique et industrielle, 1881.

Durand Claye et Launay. — Hydraulique agricole et génie rural.

Direction de l'assistance et de l'hygiène publiques (au ministère de l'Intérieur).

Statistique sanitaire des villes de France.

Encyclopédie d'hygiène et médecine publiques sous la direction de J. Rochard, 1890.

Freycinet (de). — Principes de l'assainissement des villes, 1870.

Fodor. — Recherches hygiéniques sur l'air, le sol et l'eau.

Franklin. — La vie privée d'autrefois, variétés chirurgicales.

Fournié. — Rapport sur un projet de canal à la mer, 1888, brochure in-8.

Garré. — Sur les antagonismes entre les bactéries (Correspondenblatt f. sch. Aertste, 1887).

Journal officiel, 1888, Chambre des Députés, annexes.

Lévy (Michel). — Traité d'hygiène publique et privée, 4e édition, 1879.

Maggiosa. — Recherches quantitatives sur les microbes du sol.

Marion. — Rapport sur les constatations de sa mission d'études à Berlin et à Dantzig, 1888, brochure in-8.

Mollins (J. de). — Hygiène publique (Eaux d'égout), 1891.

Miquel. — Les organismes vivants de l'atmosphère.

Napias. — Manuel d'hygiène industrielle, 1882.

Napias et **Martin.** — L'étude et les progrès de l'hygiène en France, 1882.

Notes de l'Inspecteur général des Ponts et Chaussées, directeur des travaux de Paris à l'appui des propositions budgétaires pour l'exercice 1890.

Ollivier (Aug.). — Etudes d'hygiène publique, 1886.

Palmberg. — Traité d'hygiène publique, 1891.

Pilat et **Tanerez.** — Vade-mecum des conseils de salubrité des industriels, 3e édition, Lille, 1883.

Poincaré (L.). — Prophylaxie et géographie médicales des principales maladies tributaires de l'hygiène, 1884.

Rochard. — Questions d'hygiène sociale, 1891.

— Traité d'hygiène sociale, 1888.

Revue d'hygiène et de police sanitaire.

Schlœsing et **Bérard.** — Rapport sur l'épuration des eaux des égouts de Paris.

Tardieu. — Voiries et cimetières, 1852.

HENRI JOUVE, imp. de la Faculté de médecine, 15, rue Racine, Paris

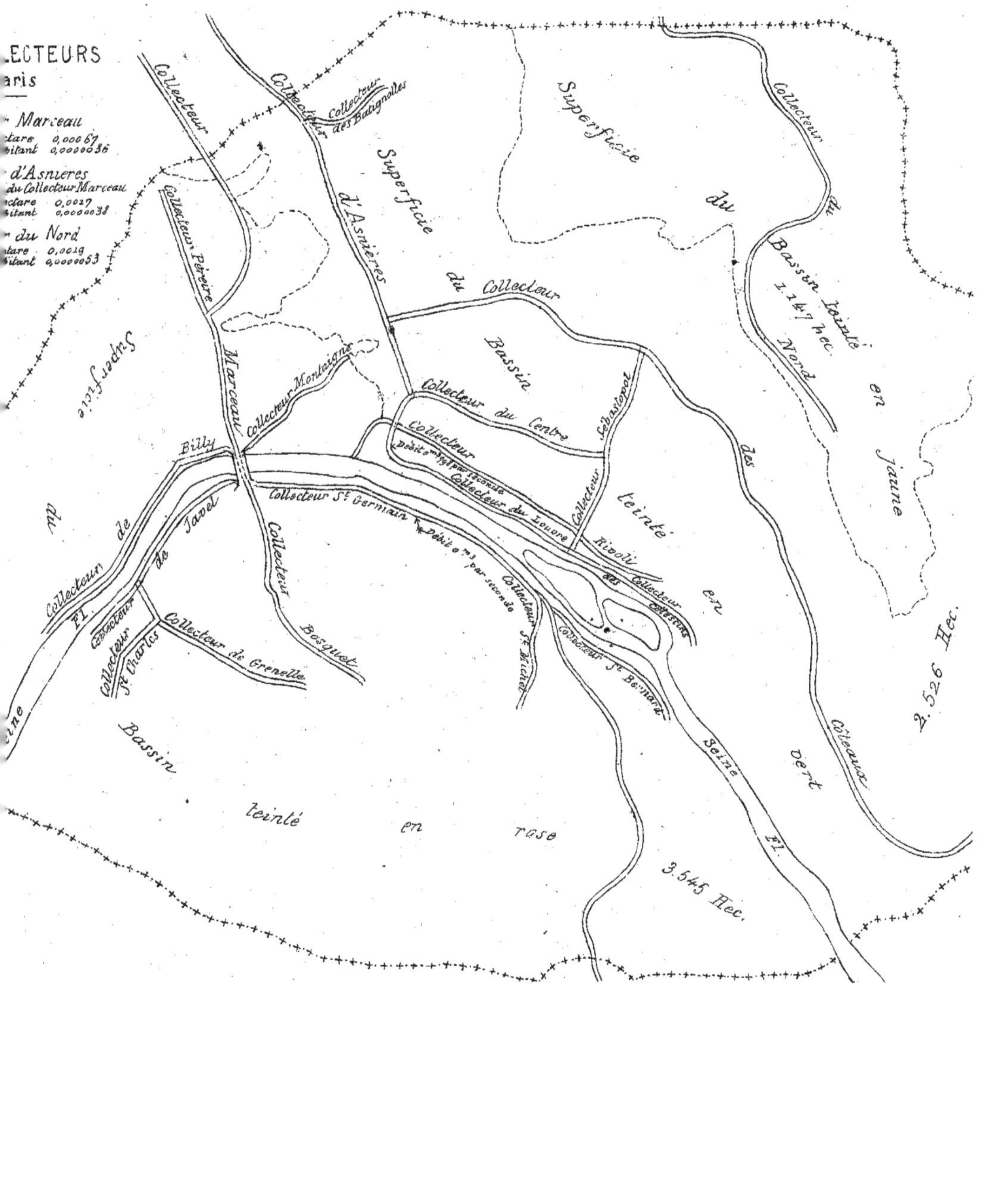

ECTEURS
aris
Marceau
ctare 0,00067
bitant 0,0000036
d'Asnières
du Collecteur Marceau
ctare 0,0027
bitant 0,0000038
du Nord
ctare 0,0019
bitant 0,0000053
Collecteur
Collecteur
Collecteur des Batignolles
Superficie
d'Asnières
Superficie
du
Collecteur
du
Bassin teinté
1.147 hec.
Nord
en
Jaune
du Collecteur
Bassin
Collecteur Pereire
Marceau
Superficie
Collecteur Montaigne
Collecteur du Centre
Sébastopol
Collecteur
Débit 0m3 par seconde
Collecteur du Louvre
Collecteur
Rivoli
des
teinté
en
vert
Côteaux
2.526 Hec.
Billy
Collecteur St Germain
Débit 0m3 par seconde
Collecteur St Michel
des Collecteur Côteaux
Collecteur St Bernard
du
Collecteur de
Fl.
Javel
de
Collecteur
Collecteur
Bosquet
Collecteur de Grenelle
Collecteur St Charles
ine
Bassin
teinté
en
rose
Seine
Fl.
3.545 Hec.

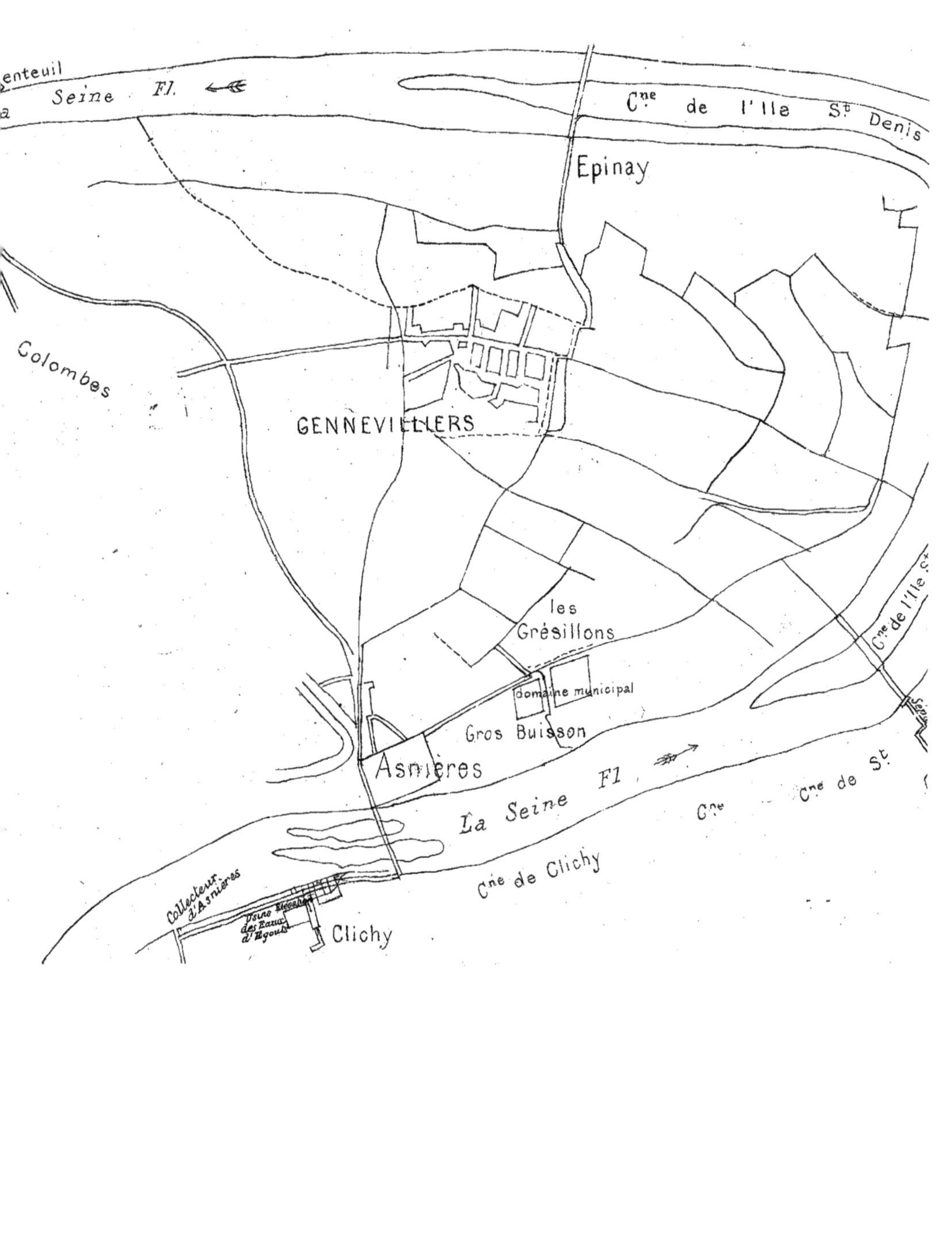

enteuil
La Seine Fl.
Cne de l'Ile St Denis
Epinay
Colombes
GENNEVILLIERS
les Grésillons
domaine municipal
Gros Buisson
Asnières
La Seine Fl
Cne de St
Cne
Cne de l'Ile St
Cne de Clichy
Collecteur d'Asnières
Clichy

www.ingramcontent.com/pod-product-compliance
Ingram Content Group UK Ltd.
Pitfield, Milton Keynes, MK11 3LW, UK
UKHW012051240726
13965UKWH00003B/1219

9 782013 554510